Max Amann/Riki Allgeier

Dem Geist auf die Sprünge helfen

Max Amann/Riki Allgeier

Dem Geist auf die Sprünge helfen

Wie die Naturheilkunde logisches Denken und Kreativität unterstützen kann

Pflaum Verlag München

Anschrift der Autoren:
Riki Allgeier
Eberwurzstr. 45
80935 München

Dr. rer. nat. Max Amann
Viktor-Scheffel-Str. 13
80803 München

Impressum

Wichtiger Hinweis:
Die genannten Arzneimittel gelten alle als harmlos und sind deshalb rezeptfrei. Wie ausnahmslos alle Stoffe können sie in Einzelfällen Allergien verursachen.
Die aufgeführten Rezepte sind nur als Beispiele anzusehen, desgleichen Anwendungsform und Dosierung. In Zweifelsfällen bitten wir die Benutzer des Buches, sich mit einem Arzt für Naturheilverfahren oder Heilpraktiker zu beraten. Warnhinweise im Text sollten beachtet werden. Die Anwendung der Mittel erfolgt auf eigene Gefahr; Autoren und Verlag übernehmen keine Wirkungsgarantie und keine Haftung.

Die Deutsche Bibliothek – CIP-Einheitsaufnahme
Ein Titeldatensatz für diese Publikation ist bei der Deutschen Bibliothek erhältlich.

ISBN-10 3-7905-0947-7
ISBN-13 978-3-7905-0947-2

© Copyright 2007 by Richard Pflaum Verlag GmbH & Co. KG
München • Bad Kissingen • Berlin • Düsseldorf • Heidelberg

Alle Rechte, insbesondere die der Übersetzung, des Nachdrucks, der Entnahme von Abbildungen, der Funksendung, der Wiedergabe auf fotomechanischem oder ähnlichem Wege und der Speicherung in Datenverarbeitungsanlagen, bleiben, auch bei nur auszugsweiser Verwertung, vorbehalten.
Die Wiedergabe von Gebrauchsnamen, Handelsnamen, Warenbezeichnungen usw. in diesem Werk berechtigt auch ohne besondere Kennzeichnung nicht zu der Annahme, dass solche Namen im Sinne der Warenzeichen- und Markenschutzgesetzgebung als frei zu betrachten wären und daher von jedermann benutzt werden dürften. Wir übernehmen auch keine Gewähr, dass die in diesem Buch enthaltenen Angaben frei von Patentrechten sind; durch diese Veröffentlichung wird weder stillschweigend noch sonst wie eine Lizenz auf etwa bestehende Patente gewährt.

Satz: Elisabeth Schimmer, Ergoldsbach
Druck und Bindung: LegoPrint, Trento

Informationen über unser aktuelles Buchprogramm finden Sie im Internet unter: http://www.pflaum.de

Inhalt

1	**Medizinische und philosophische Hintergründe**	11
1.1	Die Gehirnhälften und ihre Funktionen	13
1.1.1	Rechts- und Linkshänder	14
1.1.2	Das Yin-Yang-Denken	15
1.2	Der Geist in den verschiedenen Medizinphilosophien	18
1.2.1	Ayurveda: Die indische Medizinphilosophie und der Geist	18
1.2.2	TCM: Die chinesische Medizinphilosophie und der Geist	19
1.2.3	TAM: Die Medizinphilosophie des Abendlandes und der Geist	20
1.2.4	Die Astrologie und der Geist	22
1.2.5	Die vier Elemente und der Geist	23
1.2.6	Die Alchimie und der Geist	34
1.3	Der Geist und seine unterschiedlichen Manifestaionen – oder wie man „mit dem Hirn anschieben" kann	35
1.3.1	Die Vernunft	35
1.3.2	Das Umzingelungsdenken oder das „um die Ecken Denken"	38
1.3.3	Das unkonventionelle Denken	41
2	**Naturheilmittel für den Geist – die praktische Anwendung**	56
2.1	Die Motivation	56
2.2	Das Lernen	58
2.2.1	„Einschalten"	58
2.2.2	Durchstarten	63
2.2.3	Der Geist und das Gedächtnis	68
2.2.4	Durchhalten – oder die Überwindung des toten Punkts	71
2.2.5	„Ausschalten"	75
2.3	Schule und Studium	79
2.3.1	Die Entwicklung des kindlichen Geistes	79
2.4	Der Geist auf dem Prüfstand	99
2.5	Der Geist und die Kommunikation	114
2.6	Der Geist im Beruf	120
2.6.1	Der „Schöpfergeist"	120
2.6.2	Der Geist in der Organisation und Planung	128
2.6.3	Chefs, Angestellte und andere Probleme der Berufsphäre	130
2.7	Geistig fit im Alter	140

3	**Weitere, den Geist anregende Verfahren**	142
3.1	Der Geist und die Liebe	142
3.2	Der Geist und seine Heimat, der Leib	143
3.2.1	Der Geist und die Fünf Sinne	143
3.2.2	Das Geistfutter auf dem Teller – oder „Mens sana in corpore sano"	145
3.2.3	Geist und geistige Getränke	147
3.3	Das Qi und der Einfluss des Ortes	148
3.3.1	Der Arbeitsraum	149
3.3.2	Der Erholungsraum	150
4	**Historische Rezepte – Geistesanregung aus alten Kräuterbüchern**	151
5	**Kleine Arzneimittellehre**	156
5.1	Einige in den Rezepten verwendete Einzelstoffe, ihre themenbezogenen Indikationen sowie ihre hermetischen Zuordnungen	157
5.2	Arzneimittel	169
5.2.1	Individuelle Mischrezepte	169
5.2.2	Bezugsquellen	171
5.3	Der Umgang mit den Mitteln	173
5.4	Illegale geistanregende Mittel	173

Schlusswort ... 175

Rezeptverzeichnis ... 176

Sachregister ... 179

*Dieses Buch ist den Hunderttausenden gewidmet,
die alljährlich realitätsferne, sinnlose Prüfungen
durchstehen müssen.*

Vorwort

Warum dieses Buch

In alter Zeit waren Eigenschaften wie robuste Gesundheit, körperliche Stärke, Ausdauer, Gewandtheit im Umgang mit Waffen, die Fähigkeit, tagein-tagaus monotone Arbeit zu tun, ein Witterungsvermögen für Gefahren aus der Natur, optimale Nutzung einfachster Hilfsmittel und dergleichen mehr überlebensnotwendig. Heute brauchen wir zum Überleben ganz andere Tugenden und Kenntnisse. Gleichgeblieben ist der hohe Wert von Fleiß, Ausdauer, Geduld und von einem „Riecher für Gefahren". Sonstige im Zeitalter Conans des Barbaren geschätzten Eigenschaften haben bestenfalls noch Freizeitwert.

In einer technisch fortgeschrittenen Industriegesellschaft haben die Bewohner die „berufliche Wahl zwischen interessanten, anspruchsvollen Tätigkeiten, subalternen Jobs oder dem Los des Berufsarbeitslosen". Körperliche Arbeit ist hier nicht mehr gefragt. Für die ersteren braucht man nicht Conans Breitschwert, sondern das „Florett des Geistes". Dieses Buch soll Ihnen eine Hilfe sein, dieses zu schärfen und effektiv einzusetzen.

Das Buch ist in erster Linie nicht zur Therapie von Leidenden gedacht, sondern zur Unterstützung von „Gesunden". Aber wer von uns ist denn völlig gesund? Wir haben alle Stärken und Schwächen. Die Rezepte sollen dabei helfen, hier einen Ausgleich zu schaffen. Unsere Zeit ist umbarmherzig und von Perfektionswahn erfüllt. Beispiele für dieses Phänomen sind die Intelligenten, die an Legasthenie oder Rechenschwäche leiden. Die Rezepte sollen auch dazu beitragen, lächerlich überspitzten Anforderungen beispielsweise in Prüfungen gerecht zu werden. Wir wollen mit den Mitteln nicht nur Schwächen, soweit möglich, kompensieren, sondern auch Fähigkeiten fördern und eine zielgerichtete Kontrolle über vorhandene Begabungen ausbauen helfen.

Mit der Unterstützung von Gesunden durch naturheilkundliche Maßnahmen begeben wir uns weitgehend in „therapeutisches" Neuland, im Gegensatz zu der allgemein und seit ältester Zeit erstrebten Optimierung von Ernährung und Lebensweise, die jedermann für selbstverständlich hält. Unsere Rezepte stellen sozusagen Nahrung für den Geist dar.

Wem nützt dieses Buch?

Das Buch ist nicht gedacht als wissenschaftlicher Beitrag in den Fachbereichen Philosophie, Psychologie, Neurologie etc., sondern für diejenigen, die „mit dem Hirn anschieben" müssen, wie man im Bayrischen sagt. Besonders gemeint sind die Berufe, die intensive Geistesarbeit erfordern, Prüfungskandidaten bei der Vorbereitung und in der Prüfungssituation und an Lehrer und Schüler. Es dient Laien und Therapeuten als Ratgeber zur schnellen Hilfe bei entsprechenden Problemen. Wir hoffen, dass das Lesen des Buches auch unseren Kollegen Spaß macht und für ihren Beruf von Nutzen ist.

Wie ich zu diesem Thema kam

▷ Vor mehr als zwanzig Jahren kam der Chef einer mittelständischen Firma zu mir mit folgendem Anliegen: Er sagte, er sei ein Morgenmuffel und hätte eine Firma mit einer kleineren Zahl Angestellten; er müsse um acht Uhr persönlich in seiner Firma sein, dies sei qualvoll, aber dazu müsse er obendrein geistig voll da sein, was ihm unmöglich sei; dies bedrohe seine wirtschaftliche Existenz. Er bat um Hilfe für rechtzeitiges „Einschalten seines Geistes". Ich war wenig erfreut über dieses Problem, erinnerte mich aber an das Präparat Equisetum limosum – Rubellit der Weleda – und verschrieb Rubellit D10. Mein Patient schickte mir zwei Monate später einen Geschäftsfreund mit demselben Problem; ich hatte also Erfolg gehabt (Rezept Nr. 22). Mir diesem „Gehirneinschalter" habe ich etwa tausend Klienten, nicht nur Morgenmuffeln, gut helfen können.

▷ Zehn Jahre später war ich als Dozent in einer Heilpraktikerschule tätig. Ein neuer Amtsarzt wollte in der Prüfung nicht nur alles über Anatomie und Erkrankungen des Knies wissen, sondern auch sämtliche Techniken bei chirurgischen Maßnahmen an diesem Gelenk. Auf letztere Fragen waren unsere Kandidaten nicht vorbereitet und sie fielen ausnahmslos durch. Ich begann mit kostenlosem Unterricht dazu, wie man kurzfristig sinnloses Wissen aus einigen Zentnern bedruckten Papiers ins Gehirn schaufelt, wobei alles nach der Prüfung gleich wieder vergessen werden darf. Dies brachte mir nicht nur Heilpraktikeranwärter als Klienten, sondern auch Studierende der Medizin, Jurisprudenz, Betriebswirtschaft usw.

▷ Das wichtigste Mittel in der Altersheilkunde ist bekanntlich Ginseng. Die wohlunterrichteten Therapeuten Südostasiens verwenden als Ergänzung zur Ginsengtherapie eine weitere Pflanze, das Tigerkraut (Centella asiatica). Diese beiden Pflanzen soll man nicht gleichzeitig einnehmen; im Osten nimmt man diese beiden Pflanzen abwechselnd jeden zweiten Tag. Ich wollte mir selbst ein Rezept machen, das man täglich nehmen kann, und ersetzte den Ginseng durch den botanisch nahe verwandten einheimischen Efeu (Rezept Nr. 20). Dieses geriatrische Rezept hatte bei mir einen überraschenden Nebeneffekt: nach einigen Tagen verspürte ich eine erstaunliche Anregung des Geistes; ich konnte jetzt wissenschaftliche Texte verstehen, die mir früher unverständlich waren; in mir schon bekannten Büchern entdeckte ich Inhalte, die ich vorher nicht bemerkt hatte; mein Verständnis für Kunst hat sich wesentlich vertieft und mein Unterricht, glaube ich, hat sich verbessert. Ich habe also eine wirklich lohnende zufällige Entdeckung gemacht. Da nichts wirklich neu ist, fand ich bei meinem anschließenden Studium des Ayurveda weitere Tipps aus dieser traditionellen Therapie zum Anregen des Geistes (Rezept Nr. 21).

Hinweis für den Leser:

Dieses Buch enthält ernst gemeinte Ratschläge und Rezepte, die Sie mit Skepsis durchsehen und ausprobieren sollten. Einige der Mittel sind bereits bei Hunderten von Klienten mit recht guten Erfolgen eingesetzt worden. Die Ratschläge sind aus der Praxis und für die Praxis geschrieben. Viel Erfolg und viel Spaß!

Riki Allgeier und Max Amann　　　　　　　　　München im Sommer 2006

1 Medizinische und philosophische Hintergründe

Das Gehirn ist ein kaltes Organ, zugleich hat es einen hohen Energieumsatz. Es ist einer der Hauptverbraucher von Glukose und Sauerstoff unter den Organen.

Was verstehen wir unter „Geist"?

Wir denken hier nicht an den Weltgeist, den Weingeist oder den Spuk im Schloss, sondern an das Denkvermögen des Menschen und dessen Anwendung beim Erkennen, bei der Festlegung vernünftigen Handelns und zur Verbesserung zwischenmenschlicher Berziehungen.
In der Kulturperiode des Rokoko war die Aussage über eine Person, der Betreffende habe Geist, das höchste Lob überhaupt. Diese Aussage beinhaltete ebenfalls Wissen, dessen Nutzen und die Fähigkeit, das Wissen darzustellen.

Was verstehen wir unter Denken/Verstand?

Medizinisch gesehen ist Denken eine Funktion des Gehirns, genauer gesagt der grauen Rinde des Neuhirns, nämlich von Stirn-, Schläfen-, Scheitel- und Hinterhauptlappen beider Hirnhälften. Es bestehen viele Verbindungen zwischen den einzelnen Lappen und zwischen den Gehirnhälften sowie zu einem tiefergelegenen Gehirnteil, dem Thalamus. Diese Verbindungsbahnen, die Assoziationsfasern, sind wesentlich für die Funktion des Gehirns. Sie sind zu Assoziationsbahnen gebündelt. Üben scheint die Funktionen der Assoziationsbahnen zu verbessern – das Gehirn ist ein Organ das durch Benützung immer besser wird. Dies dürfte der Grund für die sehr hohe Lebenserwartung von Mathematikern und Philosophen sein. Das Gehirn beeinflusst die Funktion der übrigen Organe – wie und wie intensiv der Eigner eines Gehirns dieses benützt, ist seine Sache.

Durch Krieg und Unfälle verursachte organische Hirnschäden und die hierdurch eingetretenen Ausfallerscheinungen haben für das Verständnis der Hirnfunktionen große Fortschritte gebracht, ebenso die modernen bildgebenden Verfahren, mit denen man das Denken sozusagen direkt beobachten kann. Trotzdem steht die Forschung noch weitgehend am Anfang. Immerhin weiß man heute, dass sogar schwere Schäden an der Gehirnsubstanz durch Trauma oder Krankheit, z.B. Multiple Sklerose, sich oft recht gut durch geduldiges Üben kompensieren lassen – ein Beweis für die Regenerationsfähigkeit des ZNS. Ob der Mensch nach schwersten Schäden oder Totalausfall des Gehirns noch „denkfähig" ist, ist keine medizinische, sondern eine philosophische Frage.

Das Gehirn ist Tag und Nacht mit gleicher Intensität tätig, es verbraucht immer die selbe Menge Glukose und Sauerstoff. Unser Traumleben ist also genau so intensiv wie unser bewusstes Tagesdenken. Bei intensiver Tätigkeit steigt der Verbrauch an Glukose und Sauerstoff erheblich an. Die durch intensive Denktätigkeit neu eröffneten Assoziationsbahnen bleiben erhalten, ein durch fleißigen Gebrauch dieses Organs erzielter Fortschritt seiner Arbeitsfähigkeit ist also irreversibel. Nur die Zerstörung des Organs oder wesentlicher Teile hebt die verbesserte Funktion auf.

Die Seele und ihre Beziehung zum Geist

Da es so etwas wie eine Geistseele gibt, muss man sich in einem Buch zu diesem Thema auch mit der Seele (Psyche) auseinandersetzen. Überhaupt ist ja der Mensch eine Einheit, auch Leib und nicht Leibliches sind auf das Engste miteinander verbunden. Schwäche oder Krankheit des einen beeinflusst auch die anderen Organisatoren des Menschen und seiner Person. Das banale alte Einteilungsschema Leib/Seele/Geist ist zum praktischen Arbeiten am Menschen immer noch gut und erleichtert das Verstehen wesentlich. Viele Ansätze zur Förderung des Geistes wurzeln in einer Behandlung der Seele/Psyche. Dass „Mens sana in corpore sano" begründet ist, ist eine Binsenweisheit. Ausnahmen körperlich elender Menschen, deren Geist gesund und stark ist, kommen natürlich vor; dies sind Personen mit einem weit fortentwickelten Geist, alte Seelen nach Meinung der Anhänger der Inkarnationslehre.

1.1 Die Gehirnhälften und ihre Funktionen

Alle Gedächtnisfunktionen sind in beiden Gehirnhälften fixiert. Die überwiegende Anzahl der Gehirnforscher ist der Meinung, dass beim Rechtshänder die linke Gehirnhälfte mehr Geistfunktionen hat, die rechte mehr Seelenfunktion. Hinter der Stirn, im Stirnlappen des Gehirns, ist der Sitz der „kalten" Logik und der Verstandesleistungen im engeren Sinn. In den zwei Lappen hinter den Schläfen sind die Gefühlsregungen „lokalisiert". Die Zentren für Verstand und Gefühl sind im Gehirn an mehreren Stellen miteinander verbunden: zwischen Stirnlappen und dem linken Seitenlappen, zwischen Stirnlappen und dem rechten Seitenlappen und durch Verbindungen zwischen linker und rechter Gehirnhemisphäre. Es gibt übrigens auch neuere Ansichten, dass bestimmte Funktionen wie die Sprache immer auf der linken Gehirnseite lokalisiert sind, auch bei den Linkshändern, die sonst spiegelbildliche Funktionen des Gehirns aufweisen. Das Gehirn ist ein ungeheuer leistungsfähiger Computer mit sehr großer Lernfähigkeit.

Die neurologische Forschung wird uns in nächster Zukunft viele überraschende Erkenntnisse liefern. Grundlegende Beobachtungen über die verschiedene Funktion der Gehirnhälften häufen sich seit Beginn des ersten Weltkriegs aufgrund der Vielzahl hirnverletzter Patienten; Schwere Schäden der linken Gehirnhälfte erwiesen sich bei Mathematikern (und in allen logikorientierten Beschäftigungen) als berufszerstörend. Schwere Schäden der rechten Gehirnhälfte führten bei Schriftstellern, Künstlern und besonders Komponisten zum Verschwinden ihrer schöpferischen Gabe. Nach derzeitiger Meinung lassen sich solche Defekte nicht mehr kompensieren, vielleicht könnte mit dem Rezept 1 (s. S. 16) etwas geholfen werden.

Seit langem ist bekannt, dass der Mensch ein photographisches Gedächtnis hat. Alle Wahrnehmungen im Lauf des Lebens sind im Gehirn gespeichert, solange dieses existiert. Alles schon Erlebte ist vorhanden, oft aber schon einige Jahre nach dem Lernen nicht mehr bewusst zugänglich, es wurde „vergessen". Mit bestimmten Stoffen können wir bei innerlicher Einnahme diese verschlossenen Speicher wieder öffnen, wobei uns dies aber nicht immer perfekt gelingt. Die genannten Mittel haben auch die Eigenschaft, dass sie das „Aufpolieren" von Kenntnissen, die früher einmal vorhanden waren, wesentlich erleichtern. Bei pathologischer Vergesslichkeit müssen allerdings weitere Mittel eingesetzt werden. Vergesslichkeit aufgrund schlechter Gehirndurchblutung oder schwerer neurologischer Erkrankungen ist nicht unser Thema. Mit der Eröffnung neuer Assoziationsbahnen, besonders auch neuer Verbindungen zwischen den Gehirnhälften, bei Gesunden tritt in der Regel ein deutlicher Anstieg der Intelligenz ein. Natürlich ist es unmöglich, aus einem eher „unterbelichteten" Wesen ein Genie zu schaffen, das wäre auch gar nicht in unserem Sinn.

1.1.1 Rechts- und Linkshänder

In unserer Gesellschaft ist die Mehrheit der Menschen von Geburt an Rechtshänder. Man liest oft, dass die Zahl der geborenen Linkshänder 3% beträgt. Wir vermuten aufgrund langjähriger Praxisbeobachtungen, dass die Zahl der geborenen Linkshänder viel größer ist; unsere Gesellschaft ist relativ effektiv bei der Umerziehung. Linkshänder finden sich stark gehäuft unter den Insassen von Nervenheilanstalten (angeblich 50%), aber auch unter den Erfolgreichen in geistigen und schöpferischen Berufen.

Hermetische Philosophiesysteme lehren seit der Antike, zur höheren geistigen Schulung die verschiedenen manuellen Tätigkeiten mit beiden Händen zu lehren, also die Beidhändigkeit zu fördern. Die Anregung der geistigen Fähigkeiten durch beidhändiges Arbeiten war offensichtlich schon den Philosophen des Altertums bekannt, die Forderung nach linkshändiger Ausbildung findet sich bereits bei Platon. Schulung schafft, wie schon gesagt, neue Verbindungen zwischen den Gehirnzellen (Assoziationsbahnen), die nach der Ausbildung für immer erhalten bleiben. Verbunden werden die verschiedenen Gehirnteile und eben auch die Gehirnhälften. Auf diesem Gebiet steht die wissenschaftliche Forschung trotz großer Bemühungen der Spezialisten erst an den Anfängen.

Man kann (beim Rechtshänder) die linke Gehirnhälfte als die Sphäre des Bewussten, die rechte Gehirnhälfte als Sphäre des Unbewussten ansehen. Um im Unbewussten abgespeicherte Informationen wieder zugänglich zu machen, ist es nützlich, oft sogar notwendig, die Verbindungen zwischen rechter und linker Gehirnhälfte zu aktivieren. Hierzu sind verschiedene Vorgehensweisen möglich: Allgemein bekannt ist die Psychotherapie mit der Gesprächstherapie und der Psychoanalyse. Diese Therapieweisen wurden entwickelt, um traumatische Erlebnisse aus dem Unbewussten wieder in den Bereich des Bewusstseins zu bringen. Dieser Weg ist langwierig und kostspielig. Im Folgenden wird eine einfachere Methode vorgeschlagen. Diese soll die oft unentbehrliche Psychotherapie nicht ersetzen, sondern ergänzen. Unsere Vorgehensweise will keine Psychotherapie sein, sondern praktische Lebenshilfe in Alltagssituationen wie Examensvorbereitung, Prüfungen etc.

1.1 Die Gehirnhälften und ihre Funktionen

1.1.2 Das Yin-Yang-Denken

Die Idee vom Weltaufbau aus zwei Seinsbereichen, Yang, dem Männlichen, und Yin, dem Weiblichen, ist die Grundvorstellung der chinesischen Philosophie. Ziel der kosmischen Entwicklung und auch des menschlichen Strebens ist die Harmonie zwischen diesen beiden Grundphänomenen. Harmonie bedeutet nicht völlige Ausgeglichenheit, sondern optimale Verbindung.

Beim Denken gibt es stärker Yang-betontes Denken und stärker Yin-betontes, wobei das Denken als solches hauptsächlich Yang Charakter hat. „Yang ist Handeln, Yin ist Sein". Beim Rechtshänder ist die linke Hirnhälfte stärker Yang-betont, sie denkt analytisch, differenzierend, logisch; die rechte Hirnhälfte denkt synthetisch, integrierend, über die Logik hinaus verknüpfend. Das Gedächtnis speichert Informationen in beiden Gehirnhälften, doch sind die Speicher auf verschiedene Weise zugänglich. Gelingt durch geeignete Mittel (Psychotherapie, bestimmte Arzneien) ein Zugriff auf die Speicher des Rechtshirns, so kann man reichlich „Vergessenes" zutage fördern. Das ist sinnvoll in der Psychotherapie (allerdings nicht harmlos!) und um die Wiederverfügbarkeit vergessener Lerninhalte und die Komplexität des Denkens zu fördern.

Die Funktionen der Gehirnhälften sind bei Mann und Frau gleich. Mit modernen, bildgebenden Verfahren kann man Denkvorgänge im Gehirn optimal verfolgen. Man weiß hieraus seit einigen Jahren, dass logische Denkvorgänge beim Mann in der linken Gehirnhälfte ablaufen, bei der Frau aber in beiden Hemisphären gleichzeitig, in der rechten etwas schwächer als in der linken. Die Frau denkt also komplexer als der Mann, was man im Alltag auch praktisch nutzen sollte. Schon aus diesem Grund ist es falsch, dass in unserer Gesellschaft so wenige Frauen in leitender Stellung, in der Forschung und Entwicklung etc. tätig sind. Stattdessen sollte man lieber die folgende hinduistische Weisheit beherzigen: „Der Mann ist der Verstand, doch die Frau ist die Vernunft."

Die geistanregenden Mittel der Naturheilkunde zerfallen offensichtlich in folgende Kategorien:

1. Anregend auf die Rinde des Linkshirns wirken Mittel, die das streng logische Denken fördern. Beispiele: Bergkristall in homöopathischer Form (Quarz D12), Gold in homöopathischer Form (Aurum metallicum D12).
2. Anregend auf die Rinde des Rechtshirns wirken Mittel, die das intuitive Denken fördern, welches gar nicht mehr bewusste Informationen komplex verknüpft und verwertet. Beispiele: Cimicifuga (Silberkerze), Patchouli (Patschuli), Turnera diffusa (Damiana), Cactus grandiflorus (Königin der Nacht), Argentum metallicum (Silber in metallischer Form).

3. Mit einigen Naturmitteln kann man die Gehirnhälften „kurzschließen". Diese Mittel haben für den Geist besonderen Wert. Zur Intensivierung der schöpferischen Tätigkeit und bei anspruchsvollen Projekten geistiger Arbeit sind sie unentbehrlich. Beispiele: Argentum phosphoricum D12 (Silberphosphat), Succinum D12 (Bernstein), Calcium fluorat D12 (Flussspat) sowie die Pflanzen, denen der Ayurveda eine Wirkung auf das Scheitelchakra zuschreibt: Kalmus (Acorus calamus), Tigerkraut (Centella asiatica), Tulsi (Ocimum sanctum).

Nach dem Prinzip von Yin und Yang ist es nicht falsch, Mittel, die Rechts- wie Linkshirn anregen, gleichzeitig zu verwenden, z.B.: Cimicifuga D6 (Rechtshirnwirkung) und Quarz D12 (Linkshirnwirkung). Noch besser ist es, einer solchen Mischung die Verbindungsmittel der Gehirnhälften zuzusetzen, z.B. Argentum phosphoricum D12.

1. Rezept für vollen Einsatz beider Gehirnhälften

Acorus calamus dil D3	Kalmus
Argentum phos. dil D12	Silberphosphat
Calcium fluor dil D12	Flussspat
Centella dil D3	Tigerkraut
Cimicifuga dil D6	Silberkerze *(Abb. 1.1)*
Equisetum arvense dil D12	Ackerschachtelhalm
Manganum phosphoricum dil D12	Manganphosphat
Quarz dil D12	Quarz
Succinum dil D12	Bernstein
Terebintha laricina dil D12	Lärchenharz

Gleiche Teile mischen
1–2 × tgl. 30 Tropfen, nicht abends nehmen.

Anmerkung: Bei Kindern und extrem sensiblen Personen reichen 10 Tropfen.

Das Rezept kann „Psychomüll" freisetzen, es enthält deshalb Stimmungsaufheller. Erschüttert es trotzdem zu stark, zusätzlich Melissengeist einnehmen. Interessant wäre ein Intelligenztest vor und nach Einnahme dieser Rezeptur.

1.1 Die Gehirnhälften und ihre Funktionen

Yin-Yang-Assoziationen

Die Attribute, die den beiden Prinzipien Yin und Yang im Folgenden zugeschrieben werden, sind in keiner Weise wertend gemeint, schon gar nicht in moralischer Hinsicht. Es geht vielmehr um die polaren Gegensätze, die ohne einander nicht denkbar wären. Ohne Helligkeit zu kennen, kann man sich keine Dunkelheit vorstellen, ohne Kälte keine Wärme. Beide Prinzipien sind auch im jeweils anderen enthalten, was durch die kleinen Punkte im Yin-Yang-Symbol zum Ausdruck kommt.

▷ Yang ist gescheit, voller Ideen, aber weltfremd.
▷ Yin ist viel weniger brillant, weiß aber bereits sehr viel, ist pragmatisch und vernünftig.
▷ Yang versucht zu verändern, Yin passt sich Veränderungen an.
▷ Yangsymbole sind die Kristalle, besonders die fünf platonischen (= regelmäßigen) Körper.
▷ Yinsymbole sind Kugel, Schlange und Spirale.
▷ Yang ist veränderlich, aktiv, hell usw.
▷ Yin ist beständig, passiv, dunkel usw.

Das männliche Yang ist das spitzige, harte, eckige, lineare „Geradeausprinzip". Hierzu gehören die Logik, die Justiz, die Naturwissenschaft und die Mathematik. Das abendländische Denken ist stark Yang-betont, also das helle Denken. Ein typischer Repräsentant ist René Descartes („Ich denke, also bin ich"), der Erfinder der kartesischen Koordinaten. Das weibliche Yin ist rund, weich, veränderlich und doch immer beständig. Das Denken Asiens ist stark Yin-betont. Hierzu gehören Intuition, Channeling und die Nutzung außergewöhnlicher Informationsquellen. Typische Repräsentanten sind die japanischen Meister des Zen-Buddhismus.

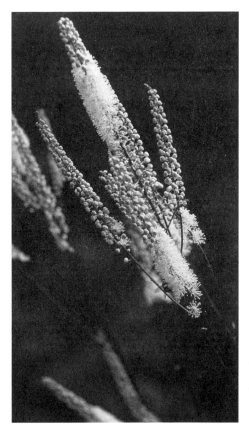

Abb. 1.1
Die Silberkerze verweiblicht das Denken (Foto Hertha Amann).

Das Fehlen von Yindenken in den Vorstandsetagen der Großfirmen macht sich fortwährend durch bedenkliche Pannen bemerkbar; in der Parteipolitik sieht es nicht besser aus. Die genannten Gremien haben es bisher auch verstanden, Frauen beim Fällen wesentlicher Entscheidungen weitgehend auszuschließen. Ganzheitliches Denken erwächst jedoch nur aus der Harmonie von Yang und Yindenken.

1.2 Der Geist in den verschiedenen Medizinphilosophien

1.2.1 Ayurveda: Die indische Medizinphilosophie und der Geist

Das ayurvedische Denken hat metaphysische Erkenntnis zum Ziel, ist also dem religiösen Bereich zuzuordnen. Fernziel ist, all das zu begreifen, was in allen Zeiten und Welten ist, also die Erleuchtung. Für unseren Zweck kleiner Teilerleuchtungen kann uns der Ayurveda allerdings heiße Tipps vermitteln. Der Geist muss erst beruhigt werden, um überhaupt aktionsfähig zu sein. Beruhigend wirken nach unseren Vorstellungen Naturstoffe mit einer blauen Signatur wie Lavendel. Ayurveda ist auf der Suche nach Mitteln, die die Tiefe des Denkens fördern, weniger auf der Suche nach Mitteln der praktischen Vernunft. Die Tipps des Ayurveda erwiesen sich, soweit uns Geistmittel des Ayurveda im Abendland zugänglich waren, für bestimmte Zielrichtungen als hervorragend. Viele Geistmittel des Ayurveda sind Tonika, Aphrodisiaka und Geriatrika. Sie sind deshalb auch zur Anregung des Geistes in der zweiten Lebenshälfte geeignet und zeigen eine lebensverlängernde Wirkung.

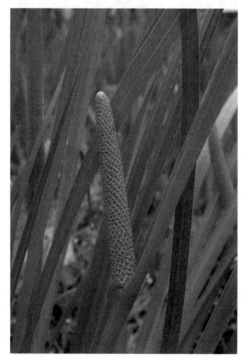

Abb. 1.2 Der Kalmus verjüngt den Geist (Foto Riki Allgeier).

1.2 Der Geist in den verschiedenen Medizinphilosophien

Wichtige Mittel für ayurvedische Rezepte: Eleutherokokkus (Neptun, Mars), Centella, Günsel (Merkur, Uranus, Neptun), Ehrenpreis (Neptun, Uranus, Merkur), Herzgespann (Anahata, Merkur, Venus), Efeu (Merkur, Neptun, Saturn), Schierling (Saturn, Uranus), Galbanum (Uranus, Saturn, Sonne), Gamander, salbeiblättriger (Neptun, Merkur), Manganum phos., Topas (blauer), Unakit, Citrin, Scorpio europ., Magnesium met (s.a. Die Astrologie und der Geist, S. 22).

Die *Tabelle 1.1* zeigt spezielle Hirntonika des Ayurveda, die derzeit in Deutschland erhältlich sind.

Tab. 1.1 Hirntonika des Ayurveda.

Centella asiatica, asiatischer Wassernabel, Hydrocotyle, Tigerkraut	Ist als Kraut und Homöopathikum erhältlich
Glyzyrrhiza glabra, Lakritze	In Substanz, als Saft und als Homöopathikum erhältlich
Nardostachys jatamansi, Narde	Als Wurzel und ätherisches Öl erhältlich
Acorus calamus, Kalmus *(Abb. 1.2)*	Wurzel, Tinktur, Öl und als Homöopathikum erhältlich
Rauwolfia serpentina, Rauwolfie	Wurzel und Homöopathikum erhältlich
Withania somnifera, Ashwaganda	Wurzel erhältlich
Crocus sativus, Safran	Stigmata und Homöopathikum erhältlich
Strychnos Nux vomica, Brechnuss	Homöopathikum erhältlich

1.2.2 TCM: Die chinesische Medizinphilosophie und der Geist

Die Lehren der TCM sind nicht so intellektuell betont wie die des Ayurveda oder der anthroposophen Medizinphilosophie des Abendlandes, wobei jedes System seine Vor- und Nachteile hat. Das Gegensatzpaar Geist und Leib ist der chinesischen Medizinphilosophie fremd. Es gibt aber doch einen vergleichbaren Begriff: Shen, gewöhnlich mit „Geist" übersetzt. Dabei handelt es sich um etwas Substantielles wie die Quintessenz der abendländischen Elementenlehre. Shen steht hinter Jing (Essenz) der Lebensenergie und Chi (Atem) der im Organismus umlaufenden Energie. Shen, Chi und Jing sind die „drei Schätze". Sie gehören alle dem Yang-Bereich an. Eine Shenschwäche zeigt sich an trüben Augen, Langsamkeit, Vergesslichkeit, Verwirrung im Denken, Schlafstörungen, Wahnsinn. Da Shen dem Yang-Bereich angehört, müssen Shen-Arzneien Yang-Eigenschaften haben. Sitz des Shen im Körper ist aber das Herz, ein Yin-Organ. Hieraus ergibt sich für die Shen-Arzneien, dass sie nicht nur Yang stärken sollen, sondern Yang und Yin. Offenkundig ist die Ähnlichkeit zwischen Shen und dem Begriff der Seele in der abendländischen Weltvorstellung. Nach Ansicht der TCM kann der Geist, Shen, nur in einem guten Zustand sein, wenn auch die anderen der „drei Schätze", Jing = Lebensessenz und Chi = umlaufende Energie, in Ordnung und ausreichend energiereich sind, desgleichen die Yin-Qualität Xue = Blut. Die TCM glaubt also nicht an „Genie und Wahnsinn" oder dass Alte, die krank und halbtot sind, weise sein könnten. Wichtig ist die Harmonie zwischen Yin und Yang. Die Altersweisheit spielt aber in der chinesischen Weltschau eine große Rolle, hoffentlich bleibt diesem Volk der abendländische Jugendwahn erspart.

1.2.3 TAM: Die Medizinphilosophie des Abendlandes und der Geist

Die Wurzel der abendländischen Denkweise ist die antike Philosophie beispielsweise eines Platon oder Galen, die wie die hippokratischen Erfahrungen in die galenischen Lehren der mittelalterlichen Klostermedizin eingegangen sind. Dies ist das Weltbild der vier Elemente und der vier Säfte. Die Konzepte Geist und Psyche sind in diesem Lehrsystem bereits gründlich überdacht. Es finden sich exakte Therapieanleitungen, die auch funktionieren: für die „Melancholie", für das „Phlegma", das „blöde Haupt", „Hirn stercken" „Gedächtnuß stercken", „Hirnerquicken" usw. Therapievorschläge dieser Art finden sich reichlich in den Kräuterbüchern des sechzehnten bis achtzehnten Jahrhunderts, die das galenische System zur Grundlage haben, beispielsweise im deutschen Kräuterbuch des Tabernaemontanus.
Auch die Signaturenlehre (z.B. die Farbsignaturen der Pflanzen, *Tab. 1.2*) spielt in der abendländischen Tradition eine Rolle.

Es gibt recht viele weißblühende Pflanzen, unter ihnen sind zahlreiche Heilmittel. Die in Tabelle 1.2 genannten haben neben anderen Indikationen eine günstige Wirkung auf Psyche/Geist und zentrales sowie autonomen Nervensystem. Die Wirkung dieser Pflanzen auf Psyche/Geist findet man in den Lehrbüchern nur teilweise angegeben.

1.2 Der Geist in den verschiedenen Medizinphilosophien

Tab. 1.2 Farbsignaturen höherer Pflanzen als Hinweis auf ihre Wirkung in der Psyche.

Stimmungsaufheller: Gelb, Gelborange, auch Rosa
Beispiele: Nelkenwurz, Ringelblume, Goldrute, Bachnelkenwurz, Kriechendes Fingerkraut, Gänsefingerkraut, Leinkraut, Gänseblümchen, Rose, Baldrian, Betonie, Fingerhut, Dost, Gamander *(Abb. 1.3)*, Herzgespann, Tausendgüldenkraut

Gedankentiefe, auch Vitalenergie: dunkleres Blau, Blauviolett
Beispiele: Ehrenpreis, Eisenkraut, Ysop, Lavendel, Günsel, Gundermann, Braunelle, Salbei, Rosmarin, Immergrün, viele Lippenblütler

Intensivierung der Beziehung zur Astralsphäre, „Anderswelt": Braunviolett
Beispiele: Tollkirsche, Braunwurz, Asafoetida, Hundzunge, Esche, Ochsenzunge

Hilfe aus dem Unbewussten: Weiß
Beispiele: Weißklee, weiße Rose, Fieberklee, Waldmeister, Christrose, Weißdorn, Robinie, Sauerklee, Schierling, Engelwurz, Anis, Bibernelle, Koriander, Maiglöckchen, Schafgarbe, Taubnessel, Melisse

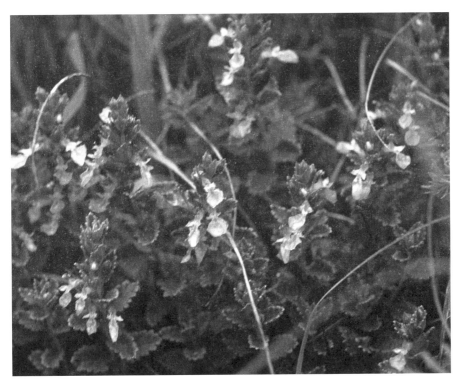

Abb. 1.3
Gamander –
bittere Kräuter
machen das
Herz froh (Foto
Hertha Amann).

Abschließend stellt die *Tabelle 1.3* die Begrifflichkeiten der verschiedenen Medizinphilosophien für das, was den Menschen und das Leben an sich ausmacht, noch einmal zusammen.

Tab. 1.3 Die Begrifflichkeiten der verschiedenen Medizinphilosophien.

	Abendland	Ayurveda	TCM
Geist (Farbe: Blau)	Merkur	Vata	oberes rotes Feld
Seele (Farbe: Rot)	Sulfur	Pitta	mittleres Feld
Leib (Farbe: Grün)	Sal	Kapha	unteres Feld

1.2.4 Die Astrologie und der Geist

Im Geburtshoroskop sind in der Regel geistige Beweglichkeit und die Fähigkeit zu tiefgründigen gedanklichen Leistungen ebenso zu erkennen wie die Tendenz zu Fehlentscheidungen im Denken und Handeln oder ein schwaches Potential des Geistes. Die Unterstützung guter Fähigkeiten ist recht leicht, auch bei der Kompensation von Denkschwächen bestehen erhebliche Aussichten zur Verbesserung, es sei denn, es liegt echte Debilität vor.

Himmelskräfte mit besonderem Geistbezug

Alle Planetenkräfte habe Einfluss auf den Geist, doch sind Art und Stärke des Einflusses verschieden. Je nach Stellung im Geburtshoroskop bestehen natürlich starke individuelle Unterschiede. Einige Hinweise zur Wirkungsrichtung:

Sonne: Bewusstsein, Verstand, Auftreten, Stimmung
Mond: Unbewusstes, Gefühl, Intuition
Merkur: Intellekt, Kommunikation.
Venus: Gesunder Menschenverstand, Realitätsbewusstsein, Charisma
Jupiter: Auftreten, Umgang mit komplizierten und größeren Systemen, Wissensdrang, Karriere
Saturn: Geistordnung, Planung, Logistik, Disziplin, Realisierung langfristiger Projekte
Uranus: Unkonventionelles, Schöpferisches, Erfindergeist
Neptun: Einsicht, Spiritualität, Medialität
Pluto: Durchsetzungsvermögen.

1.2 Der Geist in den verschiedenen Medizinphilosophien

Gedankentiefe: Saturn. Ist Saturn schwierig aspektiert oder in für ihn ungünstigen Zeichen oder Häusern, so sind Denkvorgänge behindert, besonders im Bereich der Logik. Steht er in seinem Zeichen Steinbock oder Wassermann und ist gut aspektiert, so sind große schöpferische Leistungen möglich. Neptun, dem Planeten der Einsichten und Spiritualität, kommt in den Wasserzeichen Skorpion, Fisch und auch Krebs besondere Bedeutung zu. Steht er zudem in positiven Verbindungen mit Pluto, dem Herrscher des Zeichens Skorpion, lässt das auf große Kreativität und Einfühlsamkeit schließen. Auch für das Channeling sollte Neptun in einer Verbindung mit Pluto und/oder Merkur und/oder Mond stehen.

Geistige Beweglichkeit: Diese ist mit den Sternzeichen Zwilling und Wassermann verbunden sowie mit den Planeten Merkur und Uranus. Positive Winkel zwischen Merkur oder Uranus und Saturn fördern die Intelligenz und den Ideenfluss sehr; schwierige Winkel machen keineswegs „dumm", aber der Eigner des Horoskops neigt zu logischen Fehlentschlüssen und findet den Weg nicht, wo es „lang geht". Diese Beispiel sollen zeigen, dass die Anwendung der Astrologie bei der Begutachtung von Problemen des Geistes in der Regel hilfreich ist.

1.2.5 Die vier Elemente und der Geist

Das System der vier Elemente – Feuer, Luft, Wasser, Erde – entstammt der antiken Naturphilosophie und wurde bis ins achtzehnte Jahrhundert allgemein verwendet. Dieses System beinhaltet auch die vier Temperamente des Menschen – cholerisches, sanguinisches, phlegmatisches, melancholisches Temperament. Die Entdeckung der chemischen Elemente hat die Aktualität der antiken Einteilung nicht aufgehoben, man kann sie in Medizin und Psychologie sehr gut weiterhin anwenden.
Wendet man die Vier-Elementen-Lehre auf den Zusammenhang zwischen den Gehirnteilen, den Temperamenten und den Geistqualitäten an, so ergeben sich die in *Tabelle 1.4* dargestellten Zusammenhänge.

Ist der Geist nun heiß oder kalt? Beides: Trockene Elemente (Feuer, Erde) entsprechen dem Verstand und dem Geist. Feuchte Elemente (Luft, Wasser) entsprechen Gefühl und Psyche. Heiß sind Feuer, Luft und Intuition/Inspiration. Kalt sind Wasser, Erde und Imagination/Intellekt. Die Logik ist also kalt, das Schöpferische heiß.
Durch die Verbindung der Gehirnhälften besteht die Aussicht, die Gaben der Inspiration und der Imagination in das strenge logische Denken integrieren zu

Tab. 1.4 Die vier Geistesqualitäten und die vier Temperamente.

Element	Modalität	geistige Entsprechungen
Feuer	heiß trocken	*Intuition*, Eingebung, Chanelling, schamanistische Wahrnehmungsformen, Hinterkopf, Verbindung beider Gehirnteile – *der Choleriker*
Luft	heiß feucht	*Inspiration*, Kreativität, Schöpferisches, Ideen, Religion, rechte Gehirnhälfte, Seitenlappen – *der Sanguiniker* (Nervöse)
Wasser	kalt feucht	*Imagination*, Vorstellungsvermögen, Künstlerisches, eidetische Bilderwelt, rechte Gehirnhälfte, Seitenlappen – *der Phlegmatiker*
Erde	kalt trocken	*Intellekt*, strenge Logik, exakte Wissenschaften, Wirtschaft, Verwaltung, linke Gehirnhälfte, Stirnlappen – *der Melancholiker*

können. Dies ist bei anspruchsvolleren Tätigkeiten in leitender Funktion, bei Menschen, die in der Öffentlichkeit stehen, in der Wirtschaft oder Wissenschaft, dringend ratsam.

Das in der Psyche wurzelnde Schöpferische ist nach diesem Verständnis „heiß" und weit ab von der kalten linearen Logik und Rationalität. Geist im engeren Sinn ist dem Luftelement zugeordnet, auch der Humor ist luftig.

Wichtig sind die kalten Elemente Erde und Wasser von der Symptomatik her, für die Behandlung die heißen Elemente Feuer und Luft. Wir brauchen also viele Feuer- und Luftmittel.

„Ungeist" durch starkes Ungleichgewicht der Elemente

Optimales Denken und Handeln beruhen auf einem harmonischen Verhältnis der vier Elemente, insbesondere zwischen trockenen und feuchten. Vorherrschen bzw. Überbetonung eines einzelnen Elements führt immer zu einer „Schieflage", zu Weltfremdheit oder Fehlverhalten. *Trockener Verstand* allein macht folgenschwere Fehler, die regelmäßig als schwere Pannen in Wirtschaft und Politik zu

1.2 Der Geist in den verschiedenen Medizinphilosophien

beobachten sind. *Feuchtes Gefühl* allein bleibt wegen zu großer Passivität und irrationalen Handlungen in der Regel auf der Strecke. Beispiel sind gewisse extreme Randgruppen, verträumte Selbstverwirklicher etc.

Um dem Geist auf die Sprünge zu helfen wäre es nun falsch, nur ein Element zu stärken, z.B. nur das Element Erde, das des kalten Intellekts. Rezepte des Ausgleichs für die vier Elementtypen dienen der Entwicklung der Persönlichkeit, insbesondere aber als Lernhilfe bei der Prüfungsvorbereitung.

Das Feuer

Dem Element Feuer wird die Intuition zugeordnet. Typisch für dieses Element sind die Eigenschaften von Schamanen. Schamanen sind naturkundliche Wissende, werden aber nie Religionsstifter oder Gründer von weitverbreiteten Lehrsystemen. Die Intuition des Feuerelements ist gut, aber es besteht Neigung zu vorschnellem Handeln ohne Planung, Organisationstalent ist nicht vorhanden.

▷ Verhalten und Auftreten des Feuertyps
  Der Feuertyp trägt eine Krawatte, wenn niemand sonst eine trägt und umgekehrt. Er ist ein Revolutionär und Störer der etablierten Ordnung, oft auch Mitglied bei einer verbotenen Partei. Der Feuertyp tendiert zum Handeln vor dem Denken und macht sich und anderen dadurch viel kaputt, wobei er mit seiner Meinung z.B. zu Politik und Wirtschaft, durchaus Recht haben kann. Durch seine Abgehobenheit kann er seine gute Intuition in der Realwelt nicht nutzbringend einsetzen. Er handelt gerne voreilig und ohne Planung.

▷ Der Feuertyp in der Prüfung
  Er steht dem System und seinen Repräsentanten (Professor, Lehrer, Amtsarzt, Innung etc.) ablehnend gegenüber. Nicht ganz zu Unrecht hält er die Prüfung für Unsinn und die Prüfer für Trottel. Hat der Prüfer Bürokratenmentalität, wird er die Kenntnisse des Kandidaten wegen fehlender Demutshaltung nicht anerkennen. Hat der Prüfer aber Lebenserfahrung und Witz, wird er sich vergnügt mit dem Kandidaten „herumraufen" und ihm dann, falls möglich, eine gute Note verpassen. Problematisch ist für Feuerkandidaten also, welche Prüfer er erwischt, weniger sein Fleiß oder seine Intelligenz.

▷ Hilfe für den extremen Feuertyp
  Hilfe leisten Wasser und Erde aber auch Luft (Wasser-Erde = das Kalte, der Realismus, die Vernunft, die Logik)

> **2. Rezept des sinnvollen Handelns (Wasser-Erde-Mittel)**
>
> | | |
> |---|---|
> | Aqua marina dil D6 | Meerwasser |
> | Cactus grandiflorus dil D6 | Königin der Nacht |
> | Cardamomum dil D3 | Kardamon |
> | Chlorophyllinum dil D3 | Chlorophyll |
> | Equisetum arvense dil D12 | Ackerschachtelhalm |
> | Menyanthes dil D12 | Fieberklee |
> | Mephitis dil D12 | Stinktier |
> | Patchouli dil D6 | Patchoulikraut |
> | Polygonum aviculare dil D6 | Vogelknöterich |
> | Vanilla dil D3 | Vanille |
>
> Mischung aus gleichen Teilen
> 2–3 × tgl. 20–30 Tropfen
>
> *Anmerkung:* Zum Kühlen eignen sich auch Softdrinks und bestimmte Liköre wie Cointreau, Caipirinha und dergleichen.

Erde

Bei einseitigem Überwiegen der Ratio ist ein kalter, letztlich unfruchtbarer Verstand dominant. Der Geist ist keineswegs identisch mit dem Intellekt. Geist hat auch viel mit Intuition zu tun sowie mit Ethik, dem philosophischen Nachdenken und der Beziehung zur Natur. Intensiviert und harmonisiert werden soll die Durchdringung des Verstands mit dem Gefühl.

▷ Verhalten und Auftreten des Erdtyps

Der Erdtyp ist meist Anzugträger und im Golfklub zu finden. Er ist geprägt vom kalten Verstand, intellektuell, streng logisch und korrekt, das Schöpferische fehlt, typisch für die Geschäftspolitik von Großfirmen. Er ist der Funktionärstyp, der sich hochgedient hat, aber ideenlos ist, und sein Erfolg ist nur äußerlich.

▷ Der Erdtyp in der Prüfung

Der Erdtyp ist ein guter Prüfungskandidat, Klassenprimus und Spezialist für sinnlose Prüfungen, er kann diese akzeptieren. Dieser Menschentyp ist es in der Regel, der die Prüfungsfragen erstellt.

▷ Hilfe für den extremen Erdtyp

Hilfe leisten Luft und Wasser, aber auch Feuer (Luft-Wasser = Das Schöpferische ist feucht – Luft-Inspiration, Wasser-Imagination – Ästhetik, die „Anderwelt", das Jenseitige, alles mit religiösen Aspekten, Kunst und Religion, das Musische,

1.2 Der Geist in den verschiedenen Medizinphilosophien

die schönen Künste). Ein Ideenrezept muss feuchte Bestandteile aufweisen. Bevorzugt angesprochen werden muss das Element Luft. Dies ist auch das Element der Propheten, der Eingebungen im engeren Sinn. Das Element Wasser, dem die Kunst zuzusprechen ist, ist nachgiebig und passiv. Der extreme Erdtyp braucht dringend eine Stärkung des Einfühlungsvermögens. Gerade für ihn ist diese eine Gottesgabe in Beruf und Privatleben. Falls es sich nicht um einen völlig „unsensiblen Büffel" handelt, ist das Einüben dieser Fähigkeit möglich. Die beste Übung wäre es, wenn der extreme Erdtyp beruflich Umgang mit vielen Menschen hätte.

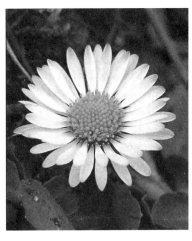

Abb. 1.4
Im Gänseblümchen zeigen sich Sonne, Mond und Venus (Foto Riki Allgeier).

3. Rezept zur Stärkung des Einfühlungsvermögens (Luft-Wasser-Rezept)

Anisum stellatum dil D6	Sternanis
Alnus glutinosa dil D3	Schwarzerle
Argentum colloidale dil D12	Silbercolloid
Bellis perennis dil D3	Gänseblümchen *(Abb. 1.4)*
Calcium carbonicum dil D12	Austernschale
Lavandula dil D6	Lavendel
Lupulinum dil D3	Hopfen
Manganum phosphoricum dil D12	Manganphosphat
Rosa centifolia dil D6	Rose
Sempervivum tectorum dil D3	Dachwurz

Mischen zu gleichen Teilen
Morgens und mittags 20–30 Tropfen

Empfehlung: Aromatherapie ist sinnvoll. In die Duftlampe Mischung aus Lavendelöl, Patchouli, Majoranöl, Zitronenöl, Palmarosaöl. Von Lavendel und Zitrone zwei- bis dreimal soviel verwenden wie von den anderen Ölen.
Nicht alle Öle sind unbedingt notwendig.

Anmerkung: Ein anständiges Bier, ungespundet, z.B. aus fränkischer Hausbrauerei kann diesem Klienten nicht schaden.

Luft

Das Element Luft ist das beweglichste, es ist für Geistrezepte unentbehrlich. Es steht nach traditioneller Auffassung der Quintessenz am nächsten, diese ist das Geistige an sich. Die Quintessenz ist nichts Stoffliches, doch gibt es Substanzen, in denen sie sich verstärkt zeigt, beispielsweise in bestimmten Mineralien und Pflanzen. Bereits geschickt zusammengestellte Rezepte können einen gewissen quintessentiellen Charakter aufweisen. Im verstärktem Maß gilt dies für die spagyrischen Präparate der Alchimie. Die spagyrische Zubereitung führt zu einer erheblichen Vergeistigung der auf diese Weise bearbeiteten Materie. Mit der Spagyrik versucht man, die besonders schwer zu vereinigenden Elementenpaare harmonisch zu verbinden, nämlich Feuer und Wasser sowie Luft und Erde.

Kinder repräsentieren im Idealfall, das luftige, sanguinische Temperament.

▷ Verhalten und Auftreten des Lufttyps

Der extreme Lufttyp ist der Luftikus, der Künstlertyp mit den verrückten Klamotten und auf keinen Fall ist er Vereinsmitglied. Sein Geist überschlägt sich leicht, er ist der abgehobene Chaot, der sich isoliert und der einfach nicht die Zeit hat, seine Ideen zu realisieren, da er in Gedanken bereits beim nächsten Thema ist. Auch mit der Verwertung seiner Einfälle tut sich der Lufttyp schwer. Hat dauernd organisatorische und finanzielle Probleme. Falls er überhaupt in einen Angestelltenstatus gerät, wird er unter Anpassungsschwierigkeiten zu leiden haben und schon bald als Außenseiter entlassen werden oder selbst kündigen.

▷ Der Luft-Typ in der Prüfung

Als Chaot ist er trotz seiner geistigen Gaben nicht fähig, sich systematisch vorzubereiten. Er will, statt für die Prüfung zu pauken, lieber etwas viel Interessanteres machen. Er findet bei einer simplen Frage nicht die passende einfache Antwort und sieht das rituelle Drumherum bei Prüfungen

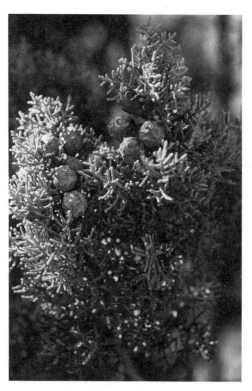

Abb. 1.5
Die Zypresse erdet (Foto Hertha Amann).

1.2 Der Geist in den verschiedenen Medizinphilosophien

nicht ein. In der Prüfung wird der Lufttyp schnell als Außenseiter entlarvt und sollte in konventioneller Aufmachung erscheinen.
▷ Hilfe für den extremen Luft-Typ
Hilfe leisten Erde und Wasser, aber auch Feuer (Feuer-Erde = Intuition und Intellekt). Eine günstige Verbindung zwischen diesen Elementen zeichnet erfolgreiche Unternehmer aus, wirkt sich günstig auf Investitionen aller Art, besonders auf spekulative aus. Dagobert Duck hat einen unfehlbaren Riecher für Ölquellen und Goldvorkommen und könnte diese Kombination exemplarisch vertreten.

4. Rezept für den gesunden Menschenverstand (Feuer-Erde-Mittel)

Carlina acaulis dil D3	Eberwurz
Cupressus sempervirens dil D3	Zypresse *(Abb. 1.5)*
Eucalyptus dil D6	Eukalyptus
Fagus sylvatica dil D6	Rotbuche
Guajacum dil D6	Guajacumharz
Quercus robur dil D6	Eiche
Rosmarinus dil D12	Rosmarin
Scrophularia nodosa dil D3	knotige Braunwurz
Silicium metallicum dil D12	Siliziummetall
Terebinthia laricina	Lärchenharz

Mischung aus gleichen Teilen
2–3 × tgl. 20–30 Tropfen.

Anmerkung: Keinen Sekt trinken, sondern Rotwein. Wurzelgemüse fördert ebenfalls die Erdung.

Wasser

Wasser passt sich aufgrund seiner Formlosigkeit unbegrenzt an. Es ist das Beste aller Lösungsmittel und kann sehr viele Stoffe aufnehmen. Der Wassertyp scheint ebenfalls unbegrenzt aufnahmefähig für die Impulse aus der Umwelt zu sein. Er ist also sehr sensibel und deshalb der geborene Künstler. Diese Yin-Eigenschaft ermöglicht ihm darüber hinaus außersinnliche Wahrnehmungen (Medialität), was aber die Gefahr der Aufnahme schädlicher Einflüsse nicht ausschließt.

▷ Verhalten und Auftreten des Wassertyps
Er ist der Ästhet, ein unauffälliger Typ, Vereinsmitglied und erfolgloser Künstler. Sein Vorstellungsvermögen ist hervorragend, er kann Außenimpulse problemlos aufnehmen und könnte seine Sensitivität gewinnbringend vermarkten, wenn er nicht so entschlusslos und träge wäre. Der extreme Wassertyp ist phlegmatisch und braucht Feuer unter den Hintern.

▷ Der Wassertyp in der Prüfung
Er tut aus Trägheit viel zu wenig. Eine mündliche Prüfung vom Typ Kreuzverhör löst schon beim Gedanken daran Panikgefühle aus. Natürlich erwischt es ihn dann genau mit so einer Prüfungssituation. Einen routinemäßigen Test, lieber schriftlich als mündlich, besteht er in der Regel, wobei er allerdings immer nur mit Ach und Krach durchkommt. Der Wassertyp ist keineswegs dumm, aber weich und träge, unsere Leistungsgesellschaft überfordert ihn.

▷ Hilfe für den extremen Wassertyp
Hilfe leisten Feuer und Erde, aber auch Luft (Luft-Feuer = Inspiration-Intuition). Zur Stärkung der Aura, der Handlungsbereitschaft und der Fähigkeit, nein sagen zu können, braucht der Wassertyp ein Feuer-Luft-Rezept. Dieses fördert nicht nur die Initiative, sondern auch das Vermögen, sein Talent bekannt zu machen und an den Mann zu bringen. Werbung und Vermarktung sind dem Element Luft und dem Sternzeichen Zwilling zuzuordnen.

5. Rezept der Handlungsfähigkeit (Luft-Feuer-Mittel)

Artemisia vulgaris dil D3	Beifuß
Capsicum dil D6	Chilipfeffer
Galanga dil D6	Galgant
Laurus nobilis dil D6	Lorbeer
Magnesium metallicum dil D12	Magnesium
Nasturtium aquaticum dil D	Brunnenkresse
Onopordon acanthium dil D3	Eselsdistel
Pulsatilla dil D6	Küchenschelle
Pyrit dil D6	natürliches Eisensulfid
Thymus vulgaris dil D3	Thymian

Mischung zu gleichen Teilen
2 × tgl. 20–30 Tropfen.

Anmerkung: Mit scharfen und aromatischen Gewürzen kochen, Gin, Slivovitz, Melissengeist in Maßen, scharf gewürztes Essen ist hilfreich.

1.2 Der Geist in den verschiedenen Medizinphilosophien

Die Vereinigung der Unvereinbaren

Besondere Tricks zur Geisthilfe aus der Elementenlehre bieten die Paare der besonders verschiedenen Elemente. Luft mit Erde sowie Feuer mit Wasser zu verbinden ist von großer Bedeutung, dies sind sozusagen die magischen Operationen, die dem Geist auf die Sprünge helfen. Das Lernen als solches ist melancholisch, kalt, trocken und mühselig. Am meisten gilt das für die Vorbereitung auf eine inhaltlich sinnlose Prüfung, wie es häufig bei Examen und dergleichen der Fall ist.

▷ Erde und Luft
Der kalte Intellekt wird vergeistigt. Durch diese Verbindung wird die Forschung und Entwicklung mit dem Ziel praktischer Anwendung gefördert bzw. die Suche nach neuen Produkten und Betätigungsgebieten erleichtert. Die Kanalisation des bewegten Geistes ist von großer Wichtigkeit in Ausbildung, Schule und Hochschule, in schöpferischen Berufen, bei anspruchsvoller künstlerischer Tätigkeit, beim Komponieren, Schriftstellern, in der Forschung und für Menschen, die stets neue, praktikable Ideen haben müssen.

Hohe Intelligenz ist nicht gleichbedeutend mit praktischer Vernunft und gesundem Menschenverstand. Es trifft eher das Gegenteil zu. Wohl jeder kennt die sprichwörtliche Weltfremdheit des Mathematikprofessors oder den „Freak" unter den Spitzenkräften im Computerwesen. Die Mittel, die den vagabundierenden Geist mit der praktischen Vernunft koppeln, ihn also auf den Boden der Tatsachen herunterholen sollen, gehören dem Yin-Bereich an.

6. Tränklein der geistigen Diszipin (Erde-Luft-Mittel) für den vagabundierenden Geist

Beifuß	Artemisia vulgaris
Dillkraut	Anethum graveolens
Haferkraut	Avena sativa
Hopfenblüte	Lupulinum
Kerbelkraut	Anthriscus silvestris
Lorbeerblätter *(Abb. 1.6)*	Laurus nobilis
Nelkenwurzeln	Geum rivale
Waldmeister	Galium odoratum
Ysop	Hyssopus officinalis

Gleiche Teile zu Tee.
Es müssen nicht unbedingt alle genannten Mittel vorhanden sein.

2–3 × tgl. eine größere Tasse oder im Lauf des Tages $^1/_2$–$^3/_4$ l Tee schluckweisee trinken.

Empfehlung: Aromatherapie ist von großem Nutzen zur Stärkung der geistigen Disziplin. In der Duftlampe verwenden: ein Teil Lavendelöl und ein Teil eines Gemisches aus Benzoeharz, Kiefernharz, Guajakharz, Lärchenharz oder Öle hieraus, Palmarosaöl, Patchouliöl, Vetiveröl (es müssen nicht alle genannten enthalten sein).

Steine: Aquamarin, Chalzedon, blauer Topas, heller Rauchquarz, Lapis Lazuli. Zum Teerezept Nr. 6 kann zusätzlich das homöopathische Rezept Nr. 26 verwendet werden.

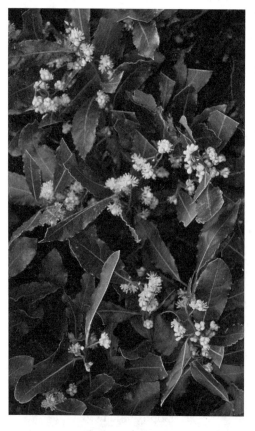

Abb. 1.6 Loorbeerblätter, Mantikos, die Hellsehpflanze (Foto Hertha Amann).

▷ Feuer und Wasser
Die Vereinigung des scheinbar Unvereinbaren ist die Kombination, die zur künstlerischen Hochleistung führen kann. Dies ist bei der bildenden Kunst und insbesondere beim Komponieren zu erkennen. Wirklich interessante Leistungen sind nur bei Vorliegen der eidetischen Gabe möglich, die auch den Schamanen zu Eigen ist. Die Anlage hierzu ist nicht selten und sie kann geschult werden. Der Schamane hat die Feuergabe, der Künstler die Wassergabe. Durch die Passivität, das Phlegma des Wassers, ist der künstlerisch Begabte gewöhnlich zu träge für die besondere Leistung. Das Feuerelement reduziert auch die häufig vorhandene Weltfremdheit des Künstlers und seine Unfähigkeit, sein Talent angemessen zu vermarkten. Die Vereinigung von Feuer und Wasser symbolisiert den alchemistischen Prozess zur Herstellung des Steins der Weisen.

7. Tränklein des schöpferischen Handelns (Feuer-Wasser-Mittel)

Angelikawurzelpulver	Angelica archangelica
Brennnesselblätter	Urtica dioica
Brunnenkressekraut oder Löffelkraut	Nasturtium officinalis/ Cochlearia off.
Fieberklee	Menyanthes trifoliata
Johanniskraut	Hypericum perforatum
Kalmuswurzelpulver	Acorus calamus
Rosenblüten *(Abb. 1.7)*	Rosa centifolia

Gleiche Teile zu Tee
Wie Nr. 6 verwenden

Empfehlung: Anwendung ätherischer Öle dringend zu empfehlen. In Duftlampe anwenden: Rosenöl (ersatzweise Geraniumöl), Basilikumöl, Eukalyptusöl, Sandelholzöl, Ylang-Ylangöl, falls finanziell möglich, Tuberosentinktur zusetzen, Vanilletinktur zusetzen.

Steine: Bernstein, Koralle, Rosenquarz, Limonit, Feueropal.

Hilfe bei stark unterrepräsentierten Elementen

In den verschiedenen Pflanzenteilen sind die Elemente verschieden stark vertreten:
Blüte/Samen → Feuer
Blätter/Stängel → Luft
Ganze Pflanze, weich, saftig → Wasser
Wurzel/Rhizom, Rinde → Erde
Ein hohler Stängel entspricht dem Luftelement, ein zäher/harter Stängel dem Element Erde. Durch den Wind verbreitete Samen zeigen den Einfluss des Luftelements, desgleichen die Windbestäubung.

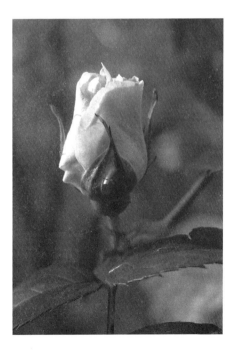

Abb. 1.7
Die Rose – durch Harmonie zum Licht (Foto Riki Allgeier).

▷ fehlt Feuer
Pflanzen, deren Holz hohen Brennwert hat, scharfe, bittere Pflanzen, harzreiche Pflanzen, rote Pflanzen mit Dornen, Brennhaaren, Beispiele: Birke, Berberitze, Brennnessel, Tausendgüldenkraut, Andorn, Kalmus, Pfeffer.
▷ fehlt Luft
Alle Umbelliferen, allgemein Pflanzen mit hohem Stickstoffbedarf, blaue, rankende Gewächse, viele Geriatrica, Beispiele: Engelwurz, Bibernelle, Löwenzahn, trockene Flechten, Bartflechte, Efeu, He Shou Wu.
▷ fehlt Erde
Wurzeln, besonders große, tiefgehende, nach Paracelsus die mehrjährigen, ausdauernden Wurzeln, Kriechpflanzen, besonders welche mit Ausläufern, Beispiele: Zaunrübe, Wein, Silberdistel, Ginseng, Eleuterococcus, Berberitze, Schlehe, Kiefer, Erdbeere, Vogelmiere, Bärlapp, Flechten allgemein, kieselsäurehaltige Pflanzen.
▷ fehlt Wasser
Saftige, kühlende Pflanzen, Wasserpflanzen allgemein, auch wasserspeichernde Gewächse, Beispiele: Vogelmiere, Fieberklee, Wasserlinse, Algen, Pilze, Kalmus. Erdrauch, Dachwurz, Fetthenne, Aloe, Kaktus, Birke, Bambus.

Die mehrere Elemente repräsentierenden Pflanzen sind besonders wertvolle Heilmittel. Sind im Geburtshoroskop zwei Elementen extrem schwach, wird das Leben immerzu schwierig sein, nicht nur in gesundheitlicher Hinsicht. Für ihn sind Kombimittel wie Birke oder Kalmus besonders wichtig. Es gibt auch Pflanzen, die einen Effekt der Quintessenz haben. Sie sind besonders schön und/oder sehr wohlriechend und/oder wohlschmeckend, beispielsweise die Rose. Diese veredeln die Rezepte im Geistigen.

Antibiotika schwächen das Element Erde, auch sonstige stark wirkende Stoffe, besonders wenn sie keine strukturelle Ähnlichkeit zu Naturstoffen haben. Die Folge ist eine Schädigung des kalten Intellekts, dem das Element Erde zugeordnet ist. *Gesunde Kinder/Kindheit* sind dem Luftelement zugeordnet und haben einen guten Ausgleich Luft/Erde

1.2.6 Die Alchimie und der Geist

Alchimie ist die uralte Kunst, natürliche Stoffe durch bestimmte Operationen zu verbessern, beispielsweise aus Pflanzen oder Mineralien stärker wirkende Heilmittel zu machen. Es handelt sich immer um Techniken, die zu einer Reinigung

1.2 Der Geist in den verschiedenen Medizinphilosophien

und Vergeistigung des Grundstoffs führen sollen. Die Alchimie ist die „Vorgängerin der Chemie", aber keineswegs veraltet, da sie eine eigene Denkweise darstellt. Alchimistische Überlegungen können bei der Lösung von Problemen des Geistes durchaus weiterhelfen. Bereits für eine geschickte Auswahl der Bestandteile einer Arzneimischung können alchimistische Gesichtspunkte dienlich sein. Alchimie ist also nicht nur ein Herstellungsverfahren, sondern ein System zum Begreifen der stofflichen Welt und der in ihr enthaltenen Kräfte. Die Alchimie sieht in der Materie drei Prinzipien manifestiert, die keine Stoffe sind, sondern Stoffeigenschaften. Diese können in verschiedener Intensität und unterschiedlichem Intensitätsverhältnis zueinander vorliegen. Das Verhältnis kann harmonisch oder weniger harmonisch sein. Diese Prinzipien sind: *Merkur*, das Flüchtige, *Sulfur*, das Brennende und *Sal*, das Feste. Nach Paracelsus ist Merkur das geistige Prinzip, Sulfur das seelische und Sal das leibliche. Merkur hat Beziehung zum Schöpferischen, zu Ideen, dem Neuen, aber auch zu Mode, Wankelmut und dergleichen. Sulfur hat Beziehung zur Psyche, zum Willen, zur Entschlusskraft, Initiative, zur Tat. Sal verkörpert sich in Ordnung, Verankerung, Verwurzelung, Instinkt, gesundem Menschenverstand, auch in der Realisierung aller Dinge. Ziel der Alchimie ist es, die Intensität der Prinzipien zu erhöhen und das Verhältnis zueinander zu verbessern.

Für Geistrezepte ergeben sich vom alchimistischen Standpunkt zwei interessante Ansätze zur Nutzung der Beziehungen zwischen den Prinzipien:
▷ Die Beziehung Merkur/Sulfur entspricht Geist/Seele, das ist Verstand/Gefühl. Die Psyche sorgt für intuitiv richtige, effektive Realisierung der Idee.
▷ Die Beziehung Merkur/Sal entspricht Geist/Leib und damit der Manifestation des Geistes in der Realwelt mit systemischer Ordnung und Stabilisierung.

1.3 Der Geist und seine unterschiedlichen Manifestationen – oder wie man „mit dem Hirn anschieben" kann

1.3.1 Die Vernunft

Vernunft ist eine Yin-Eigenschaft. Astrologisch ist hierfür das Sternzeichen Stier von Bedeutung, ein Erdzeichen, in dem Venus Herrscher ist. Der gesunde Menschenverstand begreift die Realitäten, praktische Anwendung von Erkenntnissen und, wenn in Ordnung, auch die Beziehung zwischen Realwelt, ideeller Welt, Physik und Metaphysik, Stoff und Geist. Der Elementenbezug ist die Erde; Venus gibt die Fähigkeit, das Schöne und Angenehme zu genießen, überhaupt es auch zu finden. Die Gabe der Vernunft scheint bei Frauen besser ausgeprägt zu sein als bei Männern (der Stier ist ein weibliches Zeichen). „Der Mann ist der Verstand, aber die Frau ist die Vernunft". Die richtig abgehobenen „Spinner" sind erfahrungsgemäß Männer. Die Astrologie sieht eine Zuordnung der Mittel zum zweiten Haus, zum Zeichen Stier, zum Planeten Venus, aber nicht ausschließlich. Das Durchsetzungsvermögen des Eigners eines gesunden Menschenverstands ist recht gut, was ja auch für Frauen allgemein oft gilt.

8. Rezept der praktischen Vernunft

Anisum stellatum dil D6	Sternanis
Bellis perennis dil D3	Gänseblümchen
Betula alba dil D3	Birke
Calcium fluoratum dil D12	Flussspat
Cuprum phos. dil D12	Kupferphosphat
Geranium robertianum dil D6	Storchschnabel
Glycyrrhiza glabra dil D6	Süßholz
Levisticum officinale dil D3	Liebstöckel
Mandragora officinale dil D12	Alraune
Rosa canina dil D3	Hundsrose

Mischung aus gleichen Teilen
2–3 × tgl. 20–30 Tropfen

Ergänzung: Prunus spinosa Summitates D6 (Weleda)

Anmerkung: Das Rezept soll helfen, mit den Realitäten der Existenz besser zurechtzukommen.

Einige zusätzliche Mittel, die den gesunden Menschenverstand fördern sind:
▷ *Pflanzen:* Gänseblümchen, Ringelblume, Anis, Sternanis, Zimt, Lakritze, Birke, Enzian, Engelwurz, Bibernelle, Alant, Karde, Indigo, Salomonsiegel, Kalmus, Wein, Tanne, allgemein Korbblütler (Asteraceen)
▷ *Steine:* Granat, Turmalin, roter, grüner, blauer, nicht schwarzer!, Türkis, Smaragd, Flussspat, rosa, grün, blau, nicht violett! Rosenquarz.

Viele der angegebenen Stoffe fördern auch das, was man Intuition nennt.

1.3 Der Geist und seine unterschiedlichen Manifestationen

Häufig helfen Pflanzen mit betonten Wurzeln oder Rhizomen (Erdelement). Nach den Vorstellungen der anthroposophischen Medizin stärkt das Erdelement den Intellekt, das Feuerelement die Intuition. Alle wurzelbetonten Pflanzen, deren arzneilicher Teil die Wurzel ist, die astrologisch aber der Sonne zugeordnet werden, kommen zur Stärkung der Vernunft also in Frage, Materialien, die die TCM dem Element Erde zuordnet, süße Gewürze ebenso, nicht selten auch schöne und angenehme Dinge. Die hier genannten Pflanzen haben außer ihren guten sonstigen Anwendungsmöglichkeiten also auch eine beachtliche psychische Wirkung, die in den Monografien der Kräuterbücher nur teilweise berührt wird. Zu dieser Wirkung auf Geist/Psyche gehört eben auch die Förderung des gesunden Menschenverstands. Die genannten Pflanzen machen alle einen trockenen Eindruck. Erde und Feuer sind trockene Elemente.

Die „helle Birne" – oder wie man zur geistigen Klarheit kommt

Dieses Thema ist komplizierter als man glaubt. Vom orthodoxen medizinischen Standpunkt aus hat es mit der Anatomie des Gehirns, den eröffneten Assoziationsbahnen und Durchblutung, also Versorgung mit Sauerstoff und Glukose zu tun. Eine Vergiftung des Hirnstoffwechsels durch Stoffe, die die Blut-Hirn-Schranke überwinden können, scheint für Denkfehler eine wichtige Rolle zu spielen. Für uns ist die richtige Hirnfunktion in erster Linie kein anatomisches Thema, sondern etwas Geistiges. Man kann daran arbeiten durch philosophische Studien, Lebensweise, Meditation, aber auch mittels Rezepten mit naturheilkundlichen Mitteln. Hierzu bieten sich Verbindungen des Elements Silizium, auch von weiteren vierwertgen Elementen an sowie von verschiedenen Pflanzenfamilien mit bestimmten Wirkstoffgruppen. Diese Wirkstoffe sind sozusagen intelligenzfördernd. Über hoffnungslose Fälle ist andernorts im Buch schon referiert worden. Giftquellen bei Stoffaufnahme und/oder Stoffwechsel müssen bei der Behandlung saniert werden.

Geistige Klarheit schaffen mehr oder weniger folgende Mittel:
- alle Loganiazeen: sie sind alle sehr bitter und recht giftig (Alkaloide). Man verschreibt sie also homöopathisch in höheren Potenzen
- Nux vomica D12 und höher
- Ignatia D30
- Hoang Nan D12 und höher (D6 ist ein Krebsmittel)
- Gelsemium D12, D30 und höher
- Strychninum phosphoricum D30
- Spigelia D30 in Kombination mit Gelsemium D30 (Integration der Hirnhälften)

Bittere Stoffe haben häufig eine anregende Wirkung auf das Geistfeuer. Astrologisch kommen auch Sonne-Mondmittel (Schneeflockenbaum) und Sonne-Saturnmittel (Rosmarin) in Frage. Die Verwendung von Mond-Saturnmitteln (Schachtelhalm) ist nicht falsch.

1.3.2 Das Umzingelungsdenken oder das „um die Ecken Denken"

Lineares, streng logisches Denken ist eine Spezialität der indogermanischen Völker. Auch die hinduistische Philosophie ist linear, allerdings komplexer als die abendländische, es handelt sich um eine mehrdimensionale Logik. Daher sollte es uns nicht verwundern, dass Indien die Heimat vieler sehr guter Computerspezialisten ist. Das „Umzingelungsdenken" setzt nicht nur eine allgemein gute Denkfähigkeit voraus, sondern auch ein harmonisches Verhältnis zwischen Yin und Yang sowie die Integration beider Gehirnhemisphären. Besonders beteiligt sind dabei die Hinterhauptlappen des Neuhirns, das Kleinhirn und der Thalamus. In einer hochindustrialisierten Gesellschaft gilt heute besonders, dass nur Arbeit hat, wer etwas tut, das andere nicht machen können oder machen wollen. Die erstere Wahl ist die bessere. Es gibt Mittel, die bei etwas vorhandenem Talent das Denken in neuen Bahnen, das die reine Logik nicht erschließt, erheblich unterstützen können. Die Astrologie schreibt diese Eigenschaft der Uranuskraft und dem Sternzeichen Wassermann zu, in dem Uranus Herrscherplanet ist. Damit man sich mittels eines Rezepts nicht in abstrusen Ideen fern der wirklichen Welt verrennt, müssen die astrologisch Uranus und/oder Neptun unterstellten Stoffe mit „Mitteln des gesunden Menschenverstands", auch Bauchdenken oder neudeutsch Hara genannt, kombiniert werden. Hierzu eignen sich wieder astrologisch definiert, Mittel von Venus und/oder Sonne bzw. des Sternzeichens Stier.

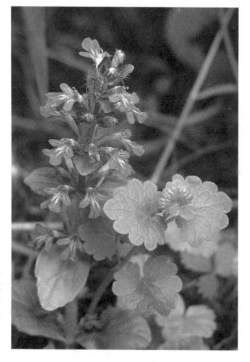

Abb. 1.8 Günselkraut führt in die Geistestiefe (Foto Riki Allgeier).

1.3 Der Geist und seine unterschiedlichen Manifestationen

9. Rezept für „Um die Ecken denken"

Für schöpferisches Denken, für rationell nicht zu findende Lösungen

Ajuga reptans dil D3	Kriechender Günsel *(Abb. 1.8)*
Bellis perennis dil D3	Gänseblümchen
Calcium silicicum dil D12	Kalziumsilikat
Galbanum dil D12	Galbanum
Hedera helix dil D3	Efeu
Knautia arvensis dil D3	Witwenblume
Manganum metallicum dil D12	Manganmetall
Polygonatum vulgare dil D3	Salomonsiegel
Stannum metallicum dil D12	Zinnmetall
Veronica officinalis dil D3	Ehrenpreis *(Abb. 1.9)*

Mischung aus gleichen Teilen
2–3 × tgl. 20–30 Tropfen

Anmerkung: als Ergänzung ist grüner Tee empfehlenswert.

Einige Pflanzen des „Um die Ecken Denkens"

Gänseblümchen, Beifuss (guter Mischbestandteil wegen der Sonnenkraft, die oft in Geistrezepturen zuzusetzen, ratsam ist), Witwenblume, Engelwurz, Sumbul, Liebstöckel, echtes Labkraut, Ingwer (in allen Potenzen und in allen Zubereitungen als Geistanreger geeignet; Ingwer verjüngt nicht nur den Leib, sondern auch den Geist), Betonie. Zur Rezeptabrundung Veilchen in Tiefpotenzen verwenden, Immergrün (Vinca minor) D6, D12 für Ideen höheren Abstraktionsgrad. Haselwurz (Asarum europaeum) D6, D12, für visionäre Ideen (bringt eidetische Wahrnehmungen

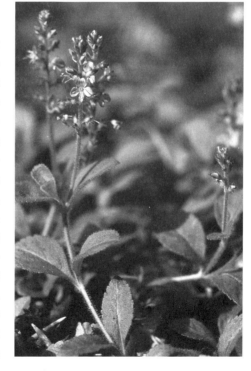

rechts
Abb. 1.9
Ehrenpreis – „Heil aller Welt" (Foto Hertha Amann).

der Sinne). Dunkle Mittel wie Vinca minor, mit Stimmungsaufhellern mischen (Harze, besonders Lärchenharz). Eine Ausnahme ist Ehrenpreis, „Heil aller Welt", der zu (oder trotz) seiner Uranus/Neptunzuordnung noch eine stark weißmagische, aufhellende Geistwirkung zeigt (guter Entschärfer von dunklen, in die Geisttiefe führenden Rezepten).

Einige Metalle des „Um die Ecken Denkens"

Mehrwertige, die die Wertigkeit leicht wechseln.
- Mangan: dieses Element bessert die Geschwindigkeit des Denkprozesses und die Kommunikation, ist also unschätzbar wertvoll und sehr gut mit anderen Stoffen mischbar; für sicheres öffentliches Auftreten, um geistreich zu wirken, also auch bei der mündlichen Prüfung, ist es dringend erforderlich. Manganum phosphoricum: „Wenn man mit dem Hirn anschieben muss". Manganum aceticum: zur Überwindung von Hemmungen, auch physiologischen. Manganum metallicum zur Konstitutionsbehandlung. Das chemisch dem Eisen ähnliche Mangan fördert auch die Initiative zum Handeln.
- Vanadium: Beweglichmacher, ähnlich dem Mangan. Mangan und Vanadium sind „Katalysatoren des Geistes"
- Zink: das Uranusmetall. Alle Salze und das Metall sind geeignet in nicht zu tiefen Potenzen (D12 oder höher versuchen). Klärend wirken Zincum aceticum, chloratum, oxydatum. Bester Geistanreger: Zincum phosphoricum D12. Hier kann man auch tiefere Potenzen versuchen (wenn einem der Kopf von geistiger Anstrengung raucht).

Einige Mineralien des „Um die Ecken Denkens"

- Calcium fluoratum D12 (das klassische Mittel des unorthodoxen Denkens. Es hat auch Beziehung zum gesunden Menschenverstand, also zur Realwelt im Gegensatz zum weltfremden Spinnertum).
- Quarz (fördert Geisteskraft und strenge Logik, ist also für unorthodoxes Denken nur Hilfsstoff).
- Argentum phosphoricum (siehe Rezept zur Intergrierung der Gehirnhäften)
- Kupferverbindungen, z.B. natürliches Kupferphosphat wie Türkis.

1.3 Der Geist und seine unterschiedlichen Manifestationen

1.3.3 Das unkonventionelle Denken

Hier ist nicht etwa an die Herbeiführung von Grenzerfahrungen oder Unterstützung sexueller Deformationen gedacht, sondern an legale Arzneistoffe, um die konventionellen Pfade der Assoziationsbahnen in der grauen Rinde des Neuhirns verlassen zu können. Die Mittel gegen das „Brett vor dem Kopf" und die „seitlichen Scheuklappen" kommen hier zum Einsatz. Man benötigt sie in unserer Zeit der stürmischen Veränderungen in der Berufswelt und in den persönlichen Lebensumständen, um neue beschreitbare Wege zu finden. Die Förderung unkonventionellen Denkens hilft sowohl dem Menschen, der sich in einer verzweifelten Situation befindet, als auch dem, der in Forschung, Technik und Wirtschaft weiterkommen will. Zeitlos ist die Anwendung für den Studenten der Philosophie oder Metaphysik. Das Gegenteil des „Zudröhnens" durch „Genuss"mittel wird angestrebt. Die „Mittel des unkonventionellen Denkens" sind mit den „Einfallsmitteln" verwandt, aber nicht mit diesen identisch. Es sind die Mittel des Weiterdenkens über konventionell entstandene Blockaden hinaus.

Die außerordentliche Beliebtheit von bewusstseinserweiternden Drogen hat sicher mit unserer extrem repressiven Zeit und Gesellschaft zu tun. Diese erlaubt gewisse sehr schädliche Drogen als „Genussmittel" was unter anderem zu 180 000 Zigarettentoten/Jahr in der BRD und zu 2,5 Mio arbeitsunfähigen Alkoholikern usw. führt. Dafür verfolgt unsere Justiz illegale Drogen härter als so manches Kapitalverbrechen. Viele Mittel, die durchaus denkfördernd sind, sind als suchterzeugende Drogen verboten: Pilze, Ayahuasca, Peyotl, Iboga, Coca, Cannabis.

Die hier genannten Mittel sind dagegen harmlos und – vorerst noch – legal und rezeptfrei. Sie sind weniger suchterzeugend als Schokolade oder Delikatessen. Sie sind einzusetzen beim wissenschaftlichen Arbeiten, auch für Planungen, die schöpferische Einfälle erfordern.

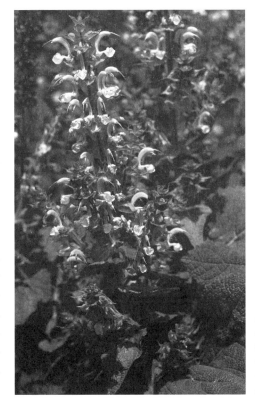

Abb. 1.10 Muskatellersalbei wirkt auf das dritte Auge (Foto Hertha Amann).

> **10. Mittel, um die ausgetretenen Pfade des Denkens zu verlassen („Philosophenmittel").**
>
> Das Rezept ist auch als Meditationshilfe zu verwenden.
>
> | | |
> |---|---|
> | Aqua marina dil D6 | Meerwasser |
> | Artemisia vulgaris dil D3 | Beifuß |
> | Corylus avellana dil D3 | Hasel |
> | Dipsacus silvestris dil D3 | Wilde Karde |
> | Gentiana cruciata dil D3 | Kreuzblättriger Enzian |
> | Myosotis arvensis dil D3 | Ackervergissmeinnicht |
> | Patchouli dil D6 | Patschulikraut |
> | Phosphorus dil D12 | Phosphor |
> | Salvia sclarea dil D3 | Muskatellersalbei *(Abb. 1.10)* |
> | Strychninum phosphoricum dil D30 | Strychninphosphat |
>
> Mischung aus gleichen Teilen
> 1–2 × tgl. 20–30 Tropfen
>
> *Anmerkung:* Der Umgang mit bestimmten Steinen ist nützlich: Amethyst, violetter Flussspat, blauer Topas, Lapis Lazuli, Rhodonit.

Das Eindringen in die Tiefen des Geistes

Das dunkle Wissen entstammt nicht dem Abgrund der Mächte der Finsternis, sondern der Tiefe des Akashaäthers, den man traditionell in der Farbe schwarzblau, im Ton tiefsten Indigos darstellt. Das dunkle Wissen umfasst das Begreifen von Grund aus und macht Vergangenheit und Zukunft überschaubar. Ein gewisser Einblick in andere Welten ist wohl auch hier möglich.

Begreifen impliziert Verstehen, das die eigentliche Voraussetzung für vernünftiges Handeln ist. Dies sollte auch praktischen Nutzen für den Anwender und die denkenden Wesen seiner Umwelt mit sich bringen: ein tieferes Verständnis bei abstrakten Problemen, wenn es zum Verstehen auch notwendig ist, die anerzogenen Pfade des Denkens zu verlassen – also Gedankentiefe in Verbindung mit unorthodoxen Ideen.

In der chinesischen Philosophie entspräche dies einer extremen Ausprägung des Yin. Yin ist das Weibliche, die Dauer. „Der Geist des Tales stirbt nie". Geist stellt man sich zunächst als Yang vor; Shen = Geist ist in der TCM einer der drei Yang-Schätze. Es gibt aber eine Tiefendimension des Geistes, die die Harmonie von Yin und Yang sein muss, oder in der abendländischen Formulierung: die Quint-

1.3 Der Geist und seine unterschiedlichen Manifestationen

essenz. Vom Standpunkt der TCM muss diese etwas mit dem Element Erde, der Mitte, zu tun haben. In der Astrologie muss eine Beziehung zu Saturn und Neptun vorhanden sein. Die dunkelblaue saturnale Farbsignatur wird am besten mit Mitteln ergänzt, die die blassgelbe Signatur des Neptuns zeigen.

Das folgende Rezept des dunklen Wissens sollte nach Wesen/Horoskop des Anwenders variiert werden.

11. Das Rezept der Geistestiefe

Acorus calamus dil D	Kalmus
Centella asiatica dil D	Tigerkraut
Dipsacus silvestris dil D6	Wilde Karde
Equisetum hiemale dil D12	Winterschachtelhalm
Indium dil D12	Indiummetall
Manganum phosphoricum dil D12	Manganphosphat
Myosotis arvensis	Vergissmeinnicht
Nuphar luteum dil D6	gelbe Teichrose *(Abb. 1.11)*
Quarz dil D30	Bergkristall
Teucrium scorodonia dil D12	Waldsalbei

Mischung zu gleichen Teilen
1–2 × tgl. 20–25 Tropfen

Anmerkung: Als zusätzliches Mittel, eignet sich Diamant D12, D30 (Spagyra). Vorsichtig 1–2 × in der Woche verwenden.

Geist und Channeling

Diese besondere Form der Wahrnehmungsfähigkeit ist nicht gerade selten und läuft gewöhnlich unter den Begriffen Medialität und Channeling. Medialität ist ein passives Wissen, oft ein Fluch. Die Channelingfähigkeit ist ein Geschenk, das man ausbauen sollte. Channeling gilt als eine von höheren Mächten erlaubte Tätigkeit, der Eigner kann sich Informationen auf rationell nicht erklärbaren Wegen beschaffen.

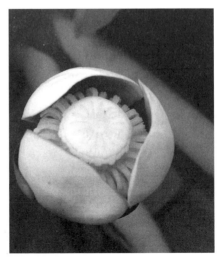

Abb. 1.11
Die gelbe Teichrose: Neptun führt in die Geistestiefe (Foto Riki Allgeier).

Über die Bedeutung, die dieses Phänomen für Staatsmänner, Wirtschaftsführer und Wissenschaftler, aber auch Künstler im weitesten Sinn haben könnte, braucht man nicht zu diskutieren. Astrologisch sind obige Gaben mit Winkeln zwischen Mond, Merkur, Venus und den Außenplaneten Uranus und besonders Neptun in Beziehung zu bringen, sowohl in der Diagnostik mittels des Geburtshoroskops, als auch bei der Erstellung von Rezepten nach astrologischer Einordnung der Wirkstoffe. Auch das meditative Betrachten, Malen oder Fotografieren entsprechender Kräuter kann die Channelingfähigkeit bereits fördern.

Wahrnehmungsverstärker sind beispielsweise:
- Im Pflanzenreich: Einbeere, Taubenskabiose, Mistel, Boretsch, Hexenkraut, Teichrose, Immergrün, Schneeflockenbaum, Alfalfa, Ehrenpreis, alle Arten von Salomonsiegel, Alle Arten von blauem Enzian, alle Arten von Salbei, sowie auffällig viele Vertreter der Pflanzenfamilien: Dipsacazeen, Solanazeen, Skrophulariazeen und Schmetterlingsblütler. Viele Pflanzen, die die Wahrnehmung stärken, sind eigenartig, aber nicht hässlich
- Im Tierreich: das Gift vieler Schlangen
- Metalle: Vanadium, Rhenium, Barium halogenide.

Der Geist und die Ahnungen

Ahnungen, ihr praktischer Nutzen und ihre Problematik

Eine gar nicht kleine Minderheit der Menschen hat etwas, das gewöhnlich als Intuition bezeichnet wird. Diese Fähigkeit lässt Augenblicksfragen bewerten, ohne dass man ausreichend konkrete Informationen zur Verfügung hat, ebenso wahrscheinliche zukünftige Entwicklungen. Die Gabe kann sich vereinzelt bis zum Hellsehen und zum „Zweiten Gesicht" steigern. Ist eine Anlage zum intuitiven Erkennen vorhanden, so lässt sie sich durch Üben des Geistes und mittels geeigneter stofflicher Hilfsmittel fördern. Der Pferdefuss bei Ahnungen ist das nicht seltene Phänomen, dass trotz ganz klarer Visionen das Bild sich nicht realisiert. Man könnte sich vorstellen, dass der Visionär einen Vorgang betrachtet, der in einer anderen Welt real ist, nicht aber auf unserer Weltlinie. Sich vor einem solchen Irrtum zu hüten, ist schwierig.

Pflanzen, die die Intuition stärken sind beispielsweise: Taubnessel, Teichrose, Lavendel, Wegwarte (besonders die Blüte), Gänseblümchen, Wermut.

Die Integration von Intuition und Intellekt gehört zum Wertvollsten, was man unternehmen kann: Feuer strahlt ab, Wasser nimmt, löst auf. Intuition beruht mindestens teilweise auf einer fördernden Integration der drei roten Felder der taoistischen Lehre (s. Tab. 1.3, S. 22) oder, abendländisch dargestellt, auf einer

1.3 Der Geist und seine unterschiedlichen Manifestationen

harmonischen Verbindung von Geist, Seele und Leib. Die Beziehung dieser drei Teile der Person zu den drei Lichtern ist:
▷ Geist = Saturn
▷ Seele = Sonne
▷ Leib = Mond.

Man kann sogleich definieren: An der Schnittstelle von Geist und Seele wirken die Saturn und Sonne unterstellten Mittel, z.B. Rosmarin oder Wein; an der Schnittstelle von Seele und Leib wirken die Sonne und Mond unterstellten Mittel, z.B. Guajak, Kampfer, Diptam. An der Schnittstelle zwischen Geist und Leib wirken die Saturn/Mondmittel wie Schachtelhalm, Löffelkraut, oder Sauerklee. Im Dreifarbensystem ist Blau dem Geist zugeordnet, Rot der Seele, Grün dem Leib. Durchscheinende, durchsichtige Steine und geschichtete Steine, Opale, Chrysolith, Rosenquarz, Labradorit, geschichteter Flussspat und auch das Metall Silber stärken die Intuition.

Der Geist und die Zeit

Vergangenheit, Gegenwart und Zukunft sind gleichermaßen mehrdeutig. Eine variable Gegenwart könnte man auch als Existenz parallel vorhandener Welten sehen, die in der Vergangenheit durch verschiedene Entwicklungen, auch durch verschiedene Handlungen und die diesen vorausgehenden Entschlüsse induziert wurden. Man kann von einer zwar großen, aber begrenzten Zahl paralleler Welten ausgehen. Es entstehen also nicht laufend unglaublich viele neue Welten, sondern Divergenz und Konvergenz der Weltlinien halten sich die Waage. Der Weg in verschiedene Zukunftsbereiche ist durch den freien Willen innerhalb von Grenzen variabel. Karmische Erinnerungen könnten auch eine Parallelvergangenheit erfassen, Zukunftsvisionen könnten eine Zukunft zeigen, die auf der sich bildenden Weltlinie nicht erfasst wird; Ein Blick in eine alternative Zukunft ist also keine Hallunzination, sondern etwas viel komplizierteres. Die Weltlinien verschiedener Realitätsformen sind sehr zahlreich, aber nicht unendlich. Sie sind gebündelt mit vielen Kontaktpunkten und Verzweigungen. Die Realität ist keine Linie, auch keine Vielzahl von Linien, sondern ein Geflecht. Wahrscheinlich ist dieses Geflecht in seinem Umfang konstant. Es scheint also parallele „Zukünfte" zu geben (und auch Vergangenheiten). Immanuel Kant hat in seinem Buch mit dem Titel „Prolegomena" erklärt, dass es überhaupt keine kausalen Verknüpfungen gibt, sondern nur etwas Ähnliches, für das er den Begriff „Finalität" eingeführt hat.

Die Ahnung kann logischen oder visionären Ursprungs sein. Beispiel für ersteres ist der Gedanke, „wenn ich etwas tue oder wenn etwas Bestimmtes geschieht, dann tritt in der Zukunft etwas dadurch Verursachtes ein". Warum dieser anscheinend logische geistige Vorgang hier unter Ahnungen aufgeführt ist, hat seinen Grund. Auch ein anscheinend unlogischer Gedankenfluss, scheinbar Unwichtiges, können in der Zukunft etwas Wesentliches bewirken. Diese Vorgänge sind Beispiele für Verknüpfungen außerhalb der strengen eindimensionalen Logik, des „um die Ecken Denkens". Es gibt auch eine Vision zukünftiger Vorgänge. Die Vision ist häufig, aber keineswegs immer die Darstellung einer zukünftigen Realität. Sie kann Wahrnehmung eines unvermeidbar bevorstehenden Vorgangs sein; manchmal ist dieser Vorgang aber auch zum Besseren beeinflussbar. Die Literatur berichtet z. B. Fälle von Visionen bei Müttern, die das Ertrinken ihres Kindes vorerahnten und das Kind zum Teil retten konnten, zum Teil aber auch nicht.

▷ Der „Riecher" – oder wie man sich im Augenblick richtig verhält
Die Denkweisen der Kulturvölker sind aus dem magischen Denken der Naturvölker entstanden; diese sind eher intuitiver Art und kennzeichnen sich durch den „richtigen Riecher". Diese „Philosophie" der Naturvölker kann man als Schamanismus bezeichnen. Die Intuition bringt dem Anwender nur gute Ergebnisse, wenn der Verstand in harmonischer Weise mitspielt. Warnendes Beispiel sind medial begabte Menschen, die ihrer Gabe hilflos gegenüberstehen. Die Integrierung von Intuition und Intellekt gehört zum Wertvollsten, was man erreichen kann, denn sie hilft bei der Verwertung von Informationen über die strenge Logik hinaus. Die Entwicklung des „Riechers" ist auch Mitgliedern eines industrialisierten „Kultur"volkes möglich und von Nutzen, weil sie bis zur Channelingfähigkeit führen kann, zur „Eingebung". Die ungeheure Bedeutung dieser Fähigkeit im täglichen Leben zeigt sich bei mündlichen Prüfungen, Vorstellungsgesprächen, im Vertragswesen, beim Überzeugen anderer von der eigenen Meinung, auch bei allen künstlerischen Tätigkeiten und wenn es einer intuitiven Einschätzung von der Machbarkeit einer Sache bedarf.
Intuition beruht wie bereits gesagt, auf einer harmonischen Verbindung von Geist, Seele und Leib. Hierzu müssen die Oberbauchorgane in Ordnung sein, insbesondere die Leber, aber auch Milz und Pankreas oder, wie die Chinesen sagen, die Mitte; für uns gehören auch das Vegetativum und der Immunapparat dazu. Die Instinktlosigkeit von Leberkranken, die man regelmäßig bei leitenden Herren beobachten kann, und ihre Folgen verblüffen einen immer wieder. Die Anthroposophie schreibt die Intuition dem Feuerelement zu. Intuitionsmittel sind teilweise Mittel zum Stärken von Leber und Niere und/oder dem Feuerelement zuzuordnen; im Gegensatz hierzu unterstehen die Mittel des kalten Intellekts dem Erdelement.

1.3 Der Geist und seine unterschiedlichen Manifestationen

Der japanische Begriff zum Thema ist „Hara" (Bauch). Die Rezeptur könnte man auch aus Oberbaucharzneien zusammensetzen, die neben ihrer Heilkraft auf Stoffwechselfunktionen auch geistige Heileigenschaften besitzen.

12. Der Instinktschärfer – oder wie man das Bauchdenken anleiern kann

Argentum phosphoricum dil D12	Silberphosphat
Dictamnus dil D12	Diptam
Galbanum dil D12	Galbanum
Glyzyrrhiza glabra dil D6	Süßholz
Oleum santali dil D4	Sandelholz
Origanum majorana dil D4	Majoran *(Abb. 1.12)*
Paeonia dil D12	Pfingstrose
Patchouli dil D6	Patschuli
Polygonatum vulgare dil D4	Salomonsiegel
Stachys dil D6	Betonie

Mischung aus gleichen Teilen
2–3 × tgl. 15–20 Tropfen kurmäßig über 6 Wochen

Empfehlung: Begleitend würde ein Tee aus Melisse und/oder Rosenblüten die Wirkung des Rezepts noch vertiefen.

Die zusätzliche Anwendung einer ätherischen Ölmischung wird dringend empfohlen: Räucherparfüm: Basilikumöl, Palmarosaöl, Rosenöl (wenig), Sandelholzöl (wenig), Patchouli (wenig), Vetiveröl (wenig).

Anmerkung: Die Ölmischung kann sowohl in der Duftlampe, als Aromatherapie, wie auch im Sinne der Reflexzonentherapie auf die unteren Chakren aufgetragen werden. Einige besonders edle, aber besonders teure Öle wie Zistrosenöl, Jasminöl oder Narzissenöl wären für die Mischung auch geeignet.

Steine wie der Mondstein, Chalzedon, Perlen (besonders dunkle) unterstützen diese Gabe zusätzlich.

▷ Die Vision, oder wie man den Blick für die zukünftige Entwicklung schärfen kann

Eine Ahnung, was in Zukunft bevorsteht, gehört zu den wertvollsten Talenten in Privatleben, Erwerbsleben, Politik, auch bei wissenschaftlicher Arbeit etc. Vor-

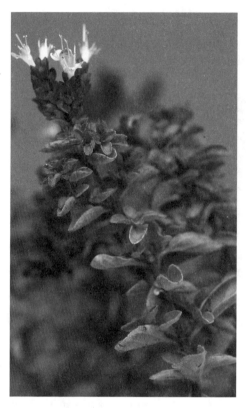

Abb. 1.12
Majoran – ein gesunder Bauch fördert einen gesunden Geist (Foto Hertha Amann).

wissen ist heute ein Tabuthema. Es ist jedoch keinesfalls selten. Beispielsweise wird regelmäßig beobachtet, dass auffällig viele Passagiere einen Flug stornieren, bevor das betreffende Flugzeug abstürzt. Das zweite Gesicht mit einer exakten Kenntnis kommender Ereignisse, die sich logisch nicht ableiten lässt, ist sehr selten, kommt aber durchaus vor. Talentierte halten ihre Gabe meist geheim.

Es gibt Methoden und Mittel, um eine Zukunftsahnung zu fördern, wenn nicht völlige Talentlosigkeit vorliegt (diese ist häufig bei Psychopathen). Hilfsmittel zur hermetischen Erschließung von Zukunftskenntnissen sind zunächst geeignete Meditationstechniken und Aufenthalt an passenden Orten. Der Blick in die Zukunft ist auch an bestimmte geeignete Zeitpunkte („Kairos") gebunden, die man astrologisch und/oder gefühlsmäßig ermitteln kann. Die „Falle" des Blicks in eine alternative Zukunft ist bereits beschrieben worden. Als Heilstoffe können Mineralien, Pflanzen, insbesondere auch ätherische Öle mittels Körperkontakt oder Einnahme verwendet werden. Riechen an einem Gemisch von ätherischen Ölen, um einen „Durchblick" beim Durchdenken des Geflechts aus Ursache und Wirkung zu erhalten, ist seit der Renaissance bekannt. So hatte beispielsweise Cesare Borgia eine poröse Silberkugel mit einer Füllung aus ätherischen Ölen, die er als Hilfsmittel bei der Meditation über politische Themen benutzte, stets bei sich.

Die spontane Vision zeigt häufig die Zukunft, wie sie sein wird. Häufig enthält sie Tipps, was man tun oder lassen sollte, um einer günstigen Wirkung für die eigene Person teilhaftig zu werden – manche von uns müssen sich hier davor hüten, dass in ihrer Psyche vielleicht ein tiefsitzender Leidenswunsch vorhanden ist, der sie den Weg des Leidens gehen lassen will – die Metaphysik von Donald Duck. Hier ist fachmännische Hilfe durch einen qualifizierten Psychotherapeuten fällig.

1.3 Der Geist und seine unterschiedlichen Manifestationen

Die Gabe, den richtigen Weg zu finden, ist nicht identisch mit dem Blick in die Zukunft vom Typ des zweiten Gesichts; dieser Blick zeigt, was sein wird ungeachtet persönlicher Handlungen, die die Zukunft verändern könnten. Die Mittel um die bestmöglichste Einflussnahme auf eine variable Zukunft zu finden, kann man ebenfalls astrologisch definieren. Astrologisch sind sie zugeordnet: Uranus, Neptun, besonders geeignet die Uranus/Neptunmittel, die überhaupt zu den besten Hilfsmitteln des Geistes gehören; sehr wohl auch die saturnalen Mittel, naheliegenderweise Stoffe mit gutem Einfluss auf die Mondknotenachse (Vergangenheit/Zukunft = absteigender/aufsteigender Mondknoten) sowie weitere Planeten. Das sind Uranus/Saturnmittel, Neptun/Saturnmittel, Uranus/Merkurmittel, Neptun/Mondmittel (natürlich nicht alle) mit diesen astrologischen Zuordnungen. Mondknotenachsemittel sind einige Jupiter/Saturnmittel.

13. Rezept zur Förderung des Blicks in die Zukunft

Acidum aceticum dil D6	Essigsäure
Argentum phosphoricum dil D12	Silberphosphat
Angelica dil D6	Engelwurz
Benzoes dil D6	Benzoeharz
Calcium fluoratum dil D12	Flussspat
Gentiana cruciata dil D3	kreuzblättriger Enzian
Laurus nobilis dil D12	Lorbeer
Polygonatum vulgare dil D6	Salomonsiegel *(Abb. 1.13)*
Stibium sulfuratum nigrum dil D6	Grauspießglanz
Vanilla dil D6	Vanille

Mischung aus gleichen Teilen
Bei Bedarf morgens und abends 25 Tropfen

Empfehlung: Steine wie Amethyst, Topas (blau) und Rutilquarz schärfen zusätzlich diesen Blick.

Anmerkung: Ein Rezept mit diesen Mitteln liefert derzeit nur die Fa. Spagyra. Durch die Machenschaften der Behörden sind deutsche Homöopathiefirmen dazu nicht mehr im Stande.

Kapitel 1 Medizinische/philosophische Hintergründe

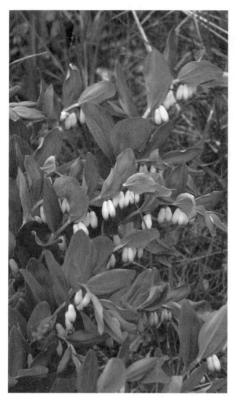

Abb. 1.13 Salomonsiegel gibt höhere Einsicht (Foto Hertha Amann).

Signaturen der Mittel für den Blick in die Zukunft
- Die blauen Mittel: Günsel, Enzian, Ehrenpreis, Veilchen, blättriger Gamander, Ehrenpreis, Kugelblume, Vergissmeinnicht, Lapis Lazuli, Aquamarin, blauer Topas
- Kletterpflanzen: He Shou Wu, Efeu, Bittersüß
- Die schönen Mittel (Quintessenz). Bereits der Anblick dieser Pflanzen kann Hilfe bringen: Narzisse, See-, Teichrose, Wasserschwertlilie, Himmelschlüssel
- Die duftenden Mittel (Quintessenz). Der Geruch kann Ahnungen entscheidend verstärken, schafft in geeigneter Umgebung eine meditative Haltung, die alles andere als passiv ist. Kombination mit Mondmitteln/Silber günstig.
- Weitere Hilfsmittel: Ulme (Blüte), Trollblume, Vanille, Engelwurz, Lorbeer (griechisch: „Mantikos", Hellsehbaum), Mistel, Wahrsagesalbei, Salomonsiegel, Tee (!), Rutazeen, Weihrauch (sakrale Verwendung geht weit zurück), Harze, angenehm riechende, z.B. Benzoeharz

Steine des Vorwissens und der Geisttiefe
- Bergkristall. Keineswegs alle Steine sind geeignet, passende müssen von einer Person mit medialem Talent ausgesucht werden. Die Form ist gleichgültig. Der Stein soll nicht völlig klar sein, sondern Einschüsse („Gärtlein") enthalten. Nur unbehandelte Steine sind geeignet
- Flussspat, blauer, violetter
- Topas, blassblauer, fast farblos
- Mondstein
- Labradorit
- Aquamarin

Fassungsmetall oder Ketten sollten immer aus Silber bestehen.

1.3 Der Geist und seine unterschiedlichen Manifestationen

Man hat Aussicht, dass diese Mittel den Informationsfluss in beide Richtungen aktivieren können. Vom Standpunkt der Einteilung der Menschennatur in Seele/Leib/Geist müssen alle Mittel einen erheblichen Aspekt der Seelenaktivierung haben, wobei sicher auch Leib- und Geistaspekte hinzukommen. Bei Visionären zeigten sich übrigens teilweise Defekte an Geist oder Leib, doch ist ein gutes Funktionieren von Leib, Seele und Geist und deren Durchdringung die Regel.

„Die liebe Sonne bringt es an den Tag" – oder kann man Gefahren vorhersehen? Dies hat nichts mit Intelligenz zu tun, sondern eher mit dem, was man Fortune nennt. Saturn im Quadrat zu Merkur wählt trotz Intelligenz gerne den falschen Weg. Mediale Personen könnten Risiken gut erkennen, sind aber erpresserischen Außenimpulsen oft hilflos ausgesetzt und können schwere Fehlurteile abgeben. Hilfe leisten hier besonders Sonne-Mondmittel und Sonne-Jupitermittel.

14. Die Warnung durch den Instinkt

Ajuga reptans dil D6	Günsel
Anagallis dil D6	Gauchheil *(Abb. 1.14)*
Angelica archangelica dil D6	Engelwurz
Argentum phos. dil D12	Silberphosphat
Arsenicum dil D12	Arsen
Bellis perennis dil D6	Gänseblümchen
Ferrum aceticum dil D12	Eisenazetat
Magnolia grandiflora dil D6	Magnolie
Marrubium vulgare dil D3	Andorn
Scutellaria lateriflora dil D3	Helmkraut

Mischung aus gleichen Teilen
Kurmäßig 1–2 × tgl. 20 Tropfen über 6 Wochen
oder vor wichtigen Entscheidungen einige Tage 3 × tgl. 20 Tropfen

Der „ahnungslose" Typ

Der fehlende „richtige Riecher" kann folgende Ursachen haben:
▷ Der Geist ist noch nicht aktiviert, karmische Erinnerungen fehlen ebenso wie geistaktivierende Erlebnisse.
▷ Ein physischer Defekt wie beispielsweise ein Leberschaden liegt vor (wurde bereits oben erwähnt).
▷ Die Psyche wurde durch zuviele schwere Erlebnisse belastet, man sieht die Zu-

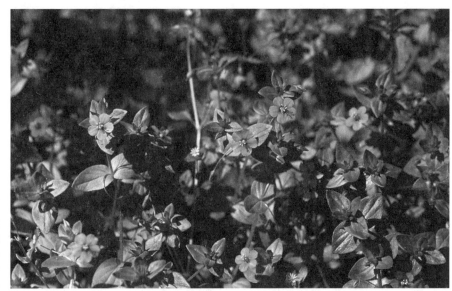

Abb. 1.14
Der Gauchheil schützt vor Täuschung (Foto Hertha Amann).

kunft schwarz in schwarz. Nach der TCM entspricht dies der Nierenangst durch einen Mangelzustand im Element Wasser. Im Alter dürfte dies eher die Regel sein.
▷ Talentlosigkeit
▷ Der durch Erziehungsterror zum „Vernünftigen" abgerichtete Unglückliche hat ebenfalls meist keine Ahnung. Er muss erst wieder lernen, dass es über die Ratio hinaus die Emotio gibt.

Der Geist und die Wunder – oder wie man die Indigogabe fördern kann

Unter „Wunder" verstehen wir hier nicht das Brechen von Naturgesetzen, sondern eine Folge höherer Gesetzmäßigkeiten, die der „Wissenschaft" nicht bekannt sind. („Das naturwissenschaftliche Weltbild", so steht es in den Lehrbüchern der Philosophie, „ist eine Sonderform des dialektischen Materialismus"). Kann man sich von der Überzeugung freimachen, dies sei die einzig wahre Auffassung von der Wirklichkeit, so steht der Weg offen, das für den Materialisten Unerklärliche zu begreifen und vielleicht auch selbst bewirken zu können. Sogenannte Wunder (im Guten wie im weniger guten Sinn) sind übrigens alltäglich, auch Menschen, die Wunder bewirken können, sind keineswegs selten. Von den abendländischen Ideologen und Machthabern ist das Thema mit strengen Tabus belegt. Die Indigogabe ist das Auftreten besonderer Talente, die über das rationell erklärbare hinausgehen. Diese Gabe wird in unserer Zeit immer häufiger beobachtet. Der Indigoplanet ist Uranus, gern in Kombination mit Saturn oder Neptun. Das Indigozeichen ist der Wassermann.

1.3 Der Geist und seine unterschiedlichen Manifestationen

Die Signatur der Indigomittel ist einfach die tiefblaue Farbe, eventuell violettstichig, auch schillerndes Rotblau (Boraginazeen), nicht das dem Jupiter zugeordnete Königsblau. Es gibt Pflanzen der Gattungen Anchusa (Ochsenzunge) sowie Boretschgewächse, und die Gattung Vinca (Immergrün) sowie Hundsgiftgewächse, die diese dunkle Blütenfarbe zeigen, aber als Arzneimittel nicht im Handel sind. Versuche wären interessant. Im Arzneihandel erhältlich sind Cynoglossum (Hundszunge), Boretschgewächse, Myosotis arvensis (Ackervergissmeinnicht), Günsel (Ajuga reptans) und Vinca minor (Immergrün). Auch mit diesen ist ein Versuch denkbar, um zu sehen, ob mediale Fähigkeiten verstärkt werden. Die Verwendung dieser Farbtöne bei der Gestaltung von Thankas und Mandalas ist sinnvoll.

Weitere nicht im Handel befindliche Indigopflanzen:
▷ Natternkopf (Echium vulgare, Boretschgewächs)
▷ Herzblättrige Kugelblume (Globularia, Kugelblumengewächs, Naturschutz).
Indigopflanzen sind ungiftig, aber nicht immer harmlos. Sie können im Unbewussten gespeicherte Informationen freisetzen, die dem Benützer arg zu schaffen machen. Ein Vorversuch mit ganz kleiner Dosis ist ratsam. *Wer psychische Erkrankungen hinter sich hat, sollte vom Gebrauch dieser Mittel absehen.*

15. Rezept zur Anregung der Indigogabe

A: Für den hellen Typ	B: Für den dunkleren Typ
Anhalonium dil D6	Ajuga reptans dil D6
Hypothalamus dil D12	Asarum dil D6
Indigo dil D12	Conium dil D12
Linaria dil D6	Cuprum phosphoricum dil D12
Myosotis arvensis dil D6	Indigo dil D12
Onosmodium dil D6	Myosotis arvensis dil D3 *(Abb. 1.15)*
Quarz dil D30	Olibanum dil D12
Vanadium dil D12	Palladium dil D12
Veronica dil D6	Polygonatum vulgare dil D4
Viola odorata dil D6	Quarz dil D30

Mischung zu gleichen Teilen
kurmäßig 1 × tgl. 6 Wochen

Bemerkung: Vorsichtig starten mit Dosen von 5 Tropfen.

Kapitel 1 Medizinische/philosophische Hintergründe

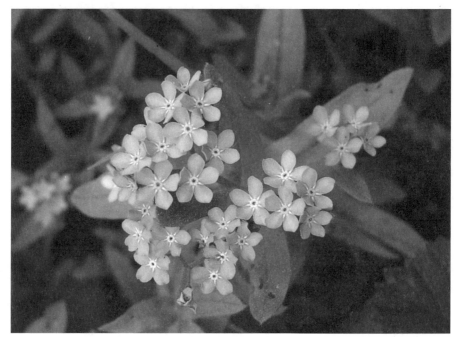

Abb. 1.15 Das Vergissmeinnicht öffnet den Blick in die Vergangenheit (Foto Riki Allgeier).

Zusätzlich sollte man sich immer einen Stimmungsaufheller gönnen:

16. Der Trank der Freude

Damiana	Turnera diffusa
Gänseblümchen	Bellis perennis
Labkraut	Galium verum
Rosenblüten	Rosa centifolia
Waldmeister	Galium odoratum
Wegwartenblüten	Cichorium intybus

Zu gleichen Teilen mischen und $1/2$ bis $3/4$ Liter Tee über den Tag verteilt trinken.

Der Geist und die Radiästhesie

Das Talent zum Pendeln und Ruten, auch zur Geomantie, gehört zum Wertvollsten, was ein Mensch besitzen kann. Die Gabe ist nicht selten. Bei Untersuchungen an Schulklassen erwiesen sich fast alle Kinder als pendelfähig. Das Talent verschwindet (scheinbar) fast bei allen in der Pubertät, wohl ein Effekt unserer verkopften, sexuell so deformierten Gesellschaft. Die Gabe hat etwas zu tun mit

1.3 Der Geist und seine unterschiedlichen Manifestationen

dem Sternzeichen Skorpion und den Planeten Saturn, Uranus und Neptun (Überschreitung der Grenzen von Raum und Zeit). Die Außenplaneten müssen von Merkur- und Venuskraft unterstützt werden. In der indischen Medizinphilosophie sind die Chakras Manipura (vegetatives Nervensystem), Vishuddhi (Kommunikation) und Ajna, das dritte Auge (für Wahrnehmung im weitesten Sinn) und Sahasvara (das für höhere geistige Fähigkeiten, u.a. für das Begreifen und daraus resultierende Regungen wie Religion und Mitgefühl zuständig ist), die am stärksten mit dem Geistigen verbundenen Chakren.

In unserer abendländischen Terminologie entspricht das dem „um die Ecken denken" (Ayurveda hält das Denken für eine Art Sinneswahrnehmung). Es gibt eine größere Zahl von Pflanzen, die eine fördernde Wirkung auf Sahasvara haben. Sie tragen alle die Bezeichnung Brahmi als Synonym. Einige sind auch in unserem Land leicht zu erhalten.

Das folgende Rezept eignet sich zur Stärkung der radiästhetischen Gabe und fördert so auch den Umgang mit Pendel und Rute. Die Begutachtung von Bildern, auch bei der Diagnostik mit bildgebenden Verfahren (CT, Kernspin, Ultraschall etc.) dürfte durch dieses Rezept ebenfalls eine merkliche Verbesserung erfahren.

17. Rezept zur Förderung der radiästhetischen Gabe

Argentum colloidale dil D12	Silber
Calcium hypophosphorum dil D12	Calciumhypophosphit
Galbanum dil D12	Galbanumharz
Corylus avellana dil D12	Hasel
Mandragora dil D12	Alraune
Salvia sclarea dil D3	Muskatellersalbei
Hieracium dil D3	Habichtskraut
Taxus baccata dil D12	Eibe
Veronica off. dil D6	Ehrenpreis
Vinca minor dil D6	Immergrün

Zu gleichen Teilen mischen

Zusätzlich: Prunus spinosa, Summitates D6 innerlich

Kurmäßig 1 × tgl. 20 Tropfen über 6 Wochen einnehmen, bei Tätigkeit 3 × tgl. 20 Tropfen. Dioptas D8 Augentropfen (Weleda) 1–2 × tgl. Einige Tropfen in beide Augen einträufeln.

2 Naturheilmittel für den Geist – die praktische Anwendung

2.1 Die Motivation

Wenn die Stimmung absolut im Keller ist und der Betroffene alles und jeden einschließlich sich selbst zum Grausen findet, kann folgendes Rezept helfen. Es fördert das positive Denken und bringt die Gaudi, wie man im Bayrischen sagt, beim Lernen.

18. Tränklein des Gut-Drauf-Seins

Bibernellwurzelpulver	Pimpinella major
Bohnenkraut	Satureja hortensis
Chinarinde, ersatzweise Tausendgüldenkraut	Cinchona spp./Centaurium
Damiana	Turnera diffusa
Echter Gamander	Teucrium chamaedrys
Fenchel	Foeniculum vulgare
Salbei	Salvia officinalis
Ysop	Hyssopus officinalis

Gleiche Teile, nur von Chinarinde wenig verwenden.
$1/2$ bis $3/4$ l Tee, tagsüber schluckweise trinken (Thermoskanne).

Anmerkung: Fördert positives Denken. Der Tee soll gesüßt werden. Nicht abends nach 18 Uhr trinken!

2.1 Die Motivation

Geist und Intitiative

Initiative ist von der Modalität her heiß und sulfurisch. Dies sind auch Grundeigenschaften der Metalle. Es muss daher intitiativefördernde Metalle geben. Man denkt an Metalle, die astrologisch Mars oder Uranus zugeordnet sind, die Eisenmetalle Mangan, Eisen, Kobalt, Nickel, eventuell die Platinmetalle (Uranuscharakter). Initiativefördernd sind anscheinend auch die zweiwertigen Metalle: Kalzium, Magnesium, Zink, Mangan. Diese Metalle haben etwas von den „drei Lichtern" (Sonne, Mond, Saturn). Zink ist wie die Platinmetalle dem Uranus zugeordnet. Metallmangel, beispielsweise an Eisen oder Magnesium zerstört die Intitiative. Intitiativemetalle haben starken Glanz. Silber, das am stärksten glänzende Metall (rötlich glänzend), fördert die Hilfe aus dem Unbewussten, also durch die Ratio nicht begreifbare Aktionen.

Im Lehrsystem der Alchimie sind Stoffe, die die Initiative fördern, wie bereits erwähnt, zunächst dem Prinzip Sulfur unterstellt. Sulfur feuert den Willen an. Gleichzeitig muss der Stoff auch Eigenschaften des Prinzips Merkur aufweisen, das die geistige Beweglichkeit bringt und auch einen günstigen Einfluss (auch bei der Wahl) auf die Zielrichtung fördert. Nicht von ungefähr sieht die arabische Alchimie in der harmonischen Vereinigung von Merkur und Sulfur den Stein der Weisen realisiert. Nach astrologischer Einteilung sollte man an Sonne-Mondmittel denken, nach dem System der vier Elemente an die Feuer-Wassermittel. Beide Vereinigungen des zunächst Unvereinbaren hat die Natur in bestimmten außerordentlichen Heilmitteln realisiert. Sonne-Mondmittel sind unter anderem: Guajak, Kampfer, Diptam, Gänseblümchen, Chionanthus, Fieberklee. Die Vereinigung Feuer-Wasser findet man beispielsweise in der Rose, der Brennnessel und der bitteren Schleifenblume.

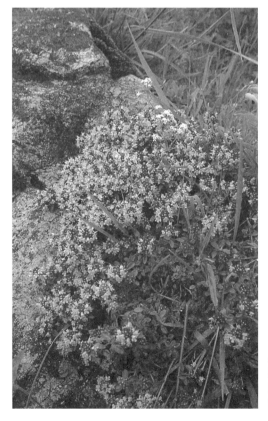

Abb. 2.1
Quendel „sucht Händel" (Foto Riki Allgeier).

> **19. Das Rezept der Intitiative**
>
> | | |
> |---|---|
> | Acidum formicicum dil D12 | Ameisensäure |
> | Berberis vulgaris dil D6 | Berberitze |
> | Castoreum dil D6 | Bibergeil |
> | Cnicus benedictus dil D3 | Benediktenkraut |
> | Cobaltum nitricum dil D6 | Kobaltnitrat |
> | Ferrum oxalicum dil D12 | Eisenoxalat |
> | Thymus vulgaris dil D6 | Thymian |
> | Thymus serpyllum dil D3 | Quendel *(Abb. 2.1)* |
> | Urtica dioica dil D6 | Brennnessel |
> | Zingiber off. dil D6 | Ingwer |
>
> Zu gleichen Teilen mischen
> 2 × tgl. 20 Tropfen, nicht abends nach 17 Uhr einnehmen.

2.2 Das Lernen

Zum Lernen gehört Verstehen des Gelesenen oder Gehörten, das Speichern einer Vielzahl von Informationen im Gedächtnis und das Sich-Wiedererinnern an schon einmal Gelerntes.
Die Zahl der in Frage kommenden Pflanzen ist groß. Zunächst werden als Voraussetzung die wichtigsten Mittel zum Einschalten, Durchstarten und Abschalten besprochen.

2.2.1 „Einschalten"

Öffnen des Geistes oder „aller Anfang ist schwer"

Das Ziel ist hier das Durchbrechen der geistigen Isolation durch das Brett vor der Stirn (dies ist vorzugsweise aus deutscher Eiche) und die seitlichen Scheuklappen (wie bei einem Biergaul). Jeder von uns tendiert dazu, zum Gewohnheitstier (auch des Geistes) abzusteigen. Häufig wird dieses Phänomen durch eine Verschlechterung des Energiestatus angezeigt. Die obige Symbolik soll das Schwinden von Ratio und Emotio darstellen oder eine Unterfunktion des Stirnlappens und der Parietallappen des Neuhirns.

Ich bin auf die Mischung des Grundrezepts zur allgemeinen Anregung des Geistes gekommen, weil ich zu geriatrischen Zwecken Mittel aus der Familie der Araliazeen und der Umbellifere gleichzeitig einnehmen wollte. Die Mischung hat in einigen Wochen meinen Geist völlig umgekrempelt. Man macht erstaunliche neue Wahrnehmungen beim Lesen von bekannten Büchern, Betrachten von Kunstwerken und Hören bekannter Musik.

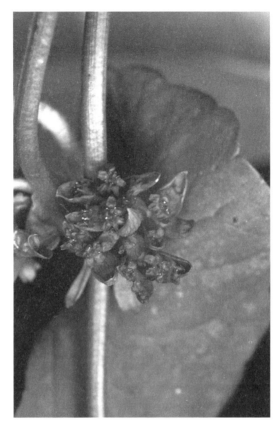

Abb. 2.2
Das Tigerkraut „Brahmi" hat starke Geistwirkung (Foto Hertha Amann).

20. Grundtränklein zur allgemeinen Anregung des Geistes, das „geistige Trampolin"

| Efeublätter | Hedera helix |
| Tigerkraut | Centella *(Abb. 2.2)* |

Gleiche Teile zu Tee
$1/2$ l Tee, süßen und morgens und nachmittags je eine große Tasse (250 ml) trinken.

Achtung: Efeu ist nicht völlig ungiftig. Er darf nicht verwendet werden bei Schilddrüsenüberfunktion!

Viele Rezepte zur Anregung des Geistes finden sich auch im indischen Ayurveda. Studiert man diese, kommt man auf folgendes Rezept:

> ### 21. Erweitertes Tränklein zur allgemeinen Anregung des Geistes
>
> | | |
> |---|---|
> | Efeublätter | Hedera helix |
> | Tigerkraut | Centella asiatica |
> | je 2 Teile, | |
> | Alantwurzelpulver | Inula helenium |
> | Anis | Pimpinella anisum |
> | Bibernellwurzelpulver | Pimpinella major |
> | Beifuß | Artemisia vulgaris |
> | Kalmuswurzelpulver | Acorus calamus |
>
> je 1 Teil zu Tee mischen
>
> $1/2$ l Tee, süßen, morgens und nachmittags eine große Tasse (250 ml) trinken.
>
> **Achtung:** Bei Korbblütlerallergie Alant und Beifuß nicht verwenden!

Lernen hat mit Einstellung und Charakter zu tun, mit Ausdauer und Fleiß, Selbstzweifel und Angst können es behindern. Lernen hat qualitative und quantitative Aspekte. Zur Qualität gehören Verständnisprobleme beim Lernen („ist mir zu hoch"), zur Quantität die oft absurden Informationsmassen, die dem Kandidaten bekannt sein müssen. Ein Sonderfall ist die Einstellung des Kandidaten zum Prüfungsstoff und zur Art der Prüfung. Viele Menschen bezweifeln Stoff und Durchführung unserer heute üblichen Prüfungsverfahren. Der gesunde Menschenverstand sträubt sich deshalb oft heftig gegen die Prüfung, wobei der Verstand das Bestehen als notwendig begreift. Der Kandidat muss den nötigen Humor aufbauen, um dies Narrenspiel intensiv mitzuspielen.

Anfangen

Die meisten von uns sind „Morgenmuffel". Beide Autoren halten diesen Zustand nicht für pathologisch, sondern für eine Folge der städtischen Lebensweise. Wer das Glück hat, morgens um 6 Uhr energiegeladen aus dem Bett zu springen, tut sich als Angestellter viel leichter. In vielen Firmen ist es nicht wesentlich, wie viel oder wie gut man arbeitet, sondern wann man anwesend ist. Alle Frühaufsteher, Morgensportler etc. arbeiten nachweislich ab 14 Uhr nicht mehr viel oder gar nichts mehr. Besonders geistig Tätige sind furchtbare Morgenmuffel und produzieren nachmittags, abends oder gar nachts. Es folgt die Überlebenshilfe für den angestellten Morgenmuffel bzw. den Prüfungskandidaten, der schon vormittags antreten muss.

2.2 Das Lernen

22. Aufwachen und Durchhalten

Rubellit D10 (Weleda) 20 ml (roter Turmalin)

Morgens 5 Tropfen, eventuell öfter, aber nicht abends nehmen.

Eine Dosis reicht fast immer für 12 Stunden Arbeit. Der Rubellit ist so auch ein Durchhaltemittel für Konferenzen, besonders wenn es hart auf hart geht und bei extrem langen Prüfungen.

Weitere Mittel, um etwas in Gang zu bringen, sind beispielsweise:
Gänsefingerkraut, Wegwarte, Vogelknöterich, Beifuss, allgemein Wegpflanzen (etwas zu Wege bringen), Pflanzen mit harten Stängeln, bestimmte raschwachsende Bäume wie Pappel, Erle und stark aussäende Bäume wie Pappel, Fichte, Weißbuche. Auch Mangan, Manganphosphat, Eisen, Eisenmetalle, Iridium, Kobalt und Phosphor eignen sich zum Starten.

Mit Lust beginnen

Hier finden wir die Mittel gegen Lustlosigkeit für Morgenmuffel und alle, die geistige Arbeit gern vor sich herschieben. Sie helfen, um die Trägheit an Seele und Geist zu überwinden.

23. Mittel für den lustvollen Start

Allium ursinum dil D3	Bärlauch
Castoreum dil D6	Bibergeil
Equisetum arvense dil D12	Ackerschachtelhalm
Kalium carbonicum dil D12	Kaliumkarbonat
Magnetit dil D12	Magnetit
Mephitis dil D12	Stinktier
Phosphorus dil D8	Phosphor
Sepia dil D12	Tintenfisch
Valeriana officinalis dil D6	Baldrian

Mischung aus gleichen Teilen
1–2 × tgl. 20–30 Tropfen, nicht abends nehmen.

Anwendung: kurmäßig anwenden, nicht zur Dauermedikation; ab und zu einen Tag pausieren, nach 4 Wochen 1 Woche Pause.

Rezept 23 und 24 können gleichzeitig genommen werden.

24. Tee der Selbstüberwindung

Bibernellwurzelpulver	Pimpinella major
Brennnessel	Urtica dioica
Echtes Eisenkraut	Verbena officinalis
Kardobenediktenkraut	Cnicus benedictus
Salbei	Salvia officinalis
Selleriesamen	Apium graveolens
Thymian	Thymus vulgaris

Gleiche Teile zu Tee, mit Honig süßen, eine Prise Galgant oder Pfeffer zusetzen
2–3 × tgl. eine Tasse

Ergänzung: Strychninum phosphoricum Globuli D6 (Strychninphosphat), 1–3 × tgl. 10 Kügelchen, nicht abends nehmen!

Empfehlung: reichlich Scharfgewürze der exotischen Küche verwenden: Galgant, Ingwer, Tabascosauce, Chillies, alle Arten Pfeffer, z.B. Szechuanpfeffer. Im Asienladen gibt es außer kandiertem Ingwer weitere scharfe Süßigkeiten (nicht nur für asiatische Kinder eine Leckerei).

Anmerkung: Wenn sich der Erfolg zeigt, nicht mehr regelmäßig verwenden.

25. Das Rezept der Selbstsicherheit

Calendula officinalis dil D3	Ringelblume
Cobaltum metallicum dil D12	Kobalt
Digitoxinum dil D6	Fingerhut
Lavandula officinalis dil D6	Lavendel
Rosa canina dil D3	Hundsrose
Stannum metallicum dil D12	Zinn
Stachys dil D3	Betonie *(Abb. 2.3)*
Strychninum phosphoricum dil D30	Strychninphosphat
Thymus vulgaris dil D6	Thymian
Valeriana officinalis dil D6	Baldrian

Mischung aus gleichen Teilen
2 × tgl. 20–30 Tropfen.

2.2 Das Lernen

Empfehlung: Diese Mischung sollte man eine zeitlang kurmäßig verwenden um die Psyche umzustellen, aber ebenfalls nicht als Dauermedikation einsetzen. Vor der Prüfung kann man es verstärkt einnehmen. Besonders wenn die Angst in kritischen Situationen schlagartig einzusetzen pflegt, sollte man den Tee oder die Tinktur zur Prüfung mitnehmen.

Der Tee Nr. 24 und das homöopathische Rezept Nr. 25 können bei Startschwierigkeiten gleichzeitig verwendet werden.

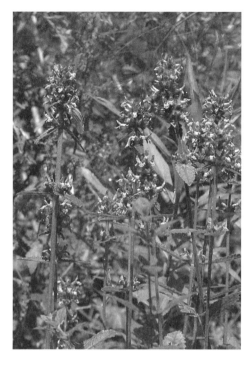

Abb. 2.3 Die Betonie stärkt das Ich (Foto Riki Allgeier).

2.2.2 Durchstarten

Das Verstehen

Unterschied zwischen Auswendig lernen und Verstehen
Beim Lernen sind Auswendiglernen und Verstehen dessen, was man studiert, untrennbar miteinander verbunden. Gelingt das Verstehen nämlich nicht in ausreichendem Maße, wird das Auswendiglernen eine qualvolle Schinderei, in mathematisch orientierten Fächern ist es ganz aussichtslos. Für geistig Bewegliche kann das Auswendiglernen einer großen Masse von Fakten besonders qualvoll sein. Die derzeitige Tendenz bei Prüfungen geht eher in die Richtung, auswendig Gelerntes abzufragen. Sind Verstehen und Auswendiglernen beim Kandidaten nicht gleichmäßig entwickelt, kann man das Rezept der geistigen Disziplin versuchen. Für spezielle Lernprobleme steht eine Reihe weiterer Rezepte zur Verfügung.

Der Geist weht wie er will
Der Geist ist luftartig beweglich. Es gibt auch das Phänomen der übergroßen Beweglichkeit; der hiervon Betroffene sprudelt über vor Ideen, aber in seinem Gehirn herrscht das Chaos. Eine Sturzflut abweichender Gedanken, die vom Denkziel abirren lassen, kann im Gehirn jederzeit auftreten. Dieses Phänomen

zeigt große Ähnlichkeit mit einem Computerabsturz. Insbesondere kann es auftreten, wenn man mittels Meditation, Yogaübungen oder vergleichbaren Techniken ein geistiges Ziel ansteuern will. Horrortrips beim Gebrauch psychomimetischer Substanzen sehen ähnlich aus. Ausübende intellektueller Berufe (Künstler, Schriftsteller, Computerfreaks, Werbeleute, Forscher) sind besonders betroffen.

Um den Ideenwirrwarr praktisch nutzbar zu machen, muss das Element Luft fixiert, also mit Erde verbunden werden. In der Astrologie sind die „Geistordner" die Jupiter- und/oder Saturnkräfte, demzufolge die diesen Kräften unterstellten Dinge.

Um den Geist zu ordnen brauchen wir Mittel, die strukturierend auf den Denkprozess wirken. Diese sind keineswegs identisch mit den Logikmitteln, doch können hiervon einige auch zum Ordnen des Geistes verwendet werden. Astrologisch kommen beispielsweise in Frage: Harze, die astrologisch Venus-Saturn zugeordnet sind, wie etwa Lärchenharz, auch diese in mittleren Potenzen. Uranus- und/oder Neptunmittel können einem Geistordnerrezept zugesetzt werden, wenn es vorzugsweise aus Jupiter-Saturnmitteln besteht, beispielsweise: Conium D6, D12 und höher. Ehrenpreis ist als harmloser Zusatz geeignet. Saturnkräfte zum Geist ordnen sind unter anderem Bambus, Knötericharten, Ulme, Tanne, Buche, Zypresse, Ölbaum. Auch Spaziergänge in entsprechenden Wäldern ordnen den Geist. Ergänzende Uranusmittel: Buchsbaum, kreuzblättriger Enzian, Galbanumharz, Günsel. Diamant ist mit größter Vorsicht zu genießen, eventuell aber als Zusatz geeignet.

Die Ähnlichkeit zwischen dem chaotischen Wachstum bei Neubildung und dem Chaos im Geist macht einen nachdenklich. Krebsheilpflanzen wirken demzufolge allgemein geistordnend. Die Pflanzen sollten eine klare Gestalt zeigen wie zum Beispiel Karde, Schachtelhalm, viele sind kieselsäurehaltig.

Kristalle lassen durch Würfelgestalt einen geistordnenden Charakter erkennen, z.B.:

▷ Fluorit
▷ Pyrit (der Pseudowürfel des Pyrits hat Hinweischarakter, wobei Pyrit eher dem Mars zuzuordnen ist)
▷ Bergkristall (vierdimensionaler Aspekt)
▷ edle blaue Steine, wie Lapislazuli, lassen ebenso einen strukturierenden Einfluss auf den Geist vermuten.

Passende Metalle sind Zinn, Silizium, Antimon, Titan, Mangandioxid. Wahrscheinlich ist auch Germanium ein Geistordner. Seine krebsfeindliche Wirkung weißt auf außerordentliche Bildekräfte hin.

2.2 Das Lernen

26. Geistordnerrezept zur Kanalisation der Ideenströme

Artemisia vulgaris dil D6	Beifuß
Conium dil D6	Schierling
Calcium fluoratum dil D12	Flussspat
Dipsacus silvestris dil D6	wilde Karde
Equisetum arvense dil D12	Ackerschachtelhalm
Indigo dil D12	Indigo
Mandragora officinalis dil D12	Alraune
Quarz dil D12	Bergkristall *(Abb. 2.4)*
Terepinthina laricina dil D12	Lärchenharz
Valeriana D6	Baldrian

Mischung aus gleichen Teilen
2 × tgl. 20–30 Tropfen

Anmerkung: Rezept kann intensive Träume hervorrufen.

Die Rezepte Nr. 6 und 26 können gleichzeitig verwendet werden.

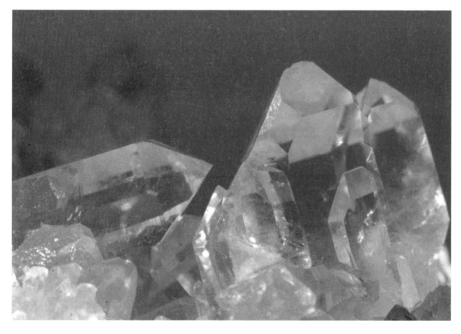

Abb. 2.4
Der Bergkristall steht für „kristallklare" Logik (Foto Olaf Rippe).

Lesen – die „Durchblickmittel"

Um einen geschriebenen Text zu verstehen, muss die Bedeutung der Schriftzeichen bekannt sein, eine gewisse Kenntnis der Sprache vorhanden sein, ein ausreichender Wortschatz und, vor allem bei Fachtexten, in der Regel Vorkenntnisse zum Thema des Schriftstücks. Ist dies alles erfüllt und der Text bleibt trotzdem unverständlich, kann auch Folgendes der Fall sein:

▷ Der Text stammt von einer Person, die ihre Gedanken nicht klar gegliedert hat. Solch schizoide Züge zeigen nicht wenige Texte im Fachchinesisch aller Fächer, besonders auch Gesetzestexte, Betriebsanleitungen und Behördenverordnungen.

▷ Text ist ungeschickt formuliert, s.o.

▷ Die Denkweise des Schreibenden ist weit entfernt von der des Lesenden. Beispiele sind Schriftstücke aus anderen Kulturen, aus der Vergangenheit oder aus dem Lehrgut hermetischer Organisationen.

▷ Häufig hat es auch üble Folgen, wenn der Lesende glaubt, den Text verstanden zu haben, aber in Wirklichkeit etwas anderes dasteht, als was er registriert hat. Hierzu gehören z.B. das Kleingedruckte in unseriösen Verträgen und überhaupt diverse Fallen in Verträgen, die sehr wohl auch ein versierter Jurist übersehen kann. Bei schlichten Gemütern zeigt sich auch das Phänomen, dass die Phantasie Bilder und Texte verändert, um diese leichter in das jeweilige Weltbild einordnen zu können.

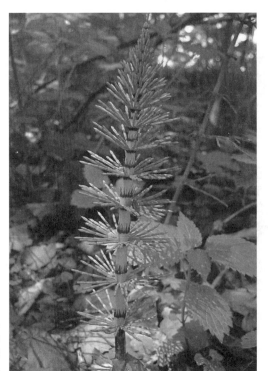

Abb. 2.5 Schachtelhalm (Foto Riki Allgeier).

Durchblickmittel helfen beim Lernen in kniffligen Fächern, das sind diejenigen, bei denen das Verstehen für sinnvolle Fortschritte unbedingt nötig ist (z.B. Mathematik, Physik, Chemie, die physikalische Chemie und die Biochemie, Informatik etc.).

Es handelt sich weitgehend um Mittel zur Verbesserung rationellen Denkens, die also den Stirnlappen des Neuhirns anregen.

Sie haben aber auch eine gewisse Wirkung auf die beiden Seiten(Parietal-)lappen des Neuhirns, dem Sitz des Gefühls und der Gedächtnisleistungen des Gehirns. Hierdurch kommt es zu einer Verbindung von Verstand, Logik und Intuition. Einige pflanzliche Mittel, die den Geist anregen, sind in Deutschland nicht legal erhältlich, weil sie dem Betäubungsmittelgesetz unterliegen. Dies gilt besonders für Kokablätter und Kokain. Vom Gebrauch dieser Mittel wird aus juristischen Gründen hiermit dringend abgeraten

27. Durchblickmittel zum Verstehen eines anspruchsvollen Textes

Argentum phosphoricum dil D12	Silberphosphat
Castoreum dil D6	Bibergeil
Equisetum arvense dil D12	Ackerschachtelhalm *(Abb. 2.5)*
Gelsemium dil D30	wilder Jasmin
Indigo dil D12	Indigo
Inula helenium dil D12	Alant
Origanum majorana dil D6	Majoran
Manganum phosphoricum dil D12	Manganphosphat
Silicium metallicum dil D12	Siliziummetall
Succinum dil D12	Bernstein

Mischung aus gleichen Teilen
1–2 × tgl. 20–30 Tropfen

Empfehlung: Zur Ergänzung Chrysolith trit D30, 1–2 × tgl. eine Messerspitze.

Anmerkung: Aromatherapie von Rezept Nr. 6 kann verwendet werden.

Lernen unter Hochdruck – der Nürnberger Trichter

Wenn vor Prüfungen große Mengen Formalwissen im Gehirn gespeichert werden müssen, wünschte sich so mach einer ganz sicher, es gäbe für ihn den „Nürnberger Trichter". Dieses Rezept ist nicht zur Behandlung einer kranken Psyche oder zur Therapie von Degenerationsvorgängen im Gehirn, sondern zur leichteren Verankerung des Gelernten, gedacht. Neurologisch werden wohl mehr Assozitionbahnen eröffnet, die auch erhalten bleiben. Es besteht die Aussicht, dass das Gehirn sozusagen leistungsfähiger wird. Das Rezept ist nicht identisch mit dem „Elefantentee" Nr. 29.

28. Das Reinschaufelrezept

Artemisia vulgaris dil D6	Beifuß
Calcium fluoratum dil D12	Flussspat
Formica dil D6	Ameise
Gentiana cruciata dil D3	Kreuzblättriger Enzian
Magnesium silicium dil D12	Magnesiumsilikat
Origanum majorana dil D6	Majoran
Manganum sulfuricum dil D12	Mangansulfat
Potentilla reptans dil D3	Kriechendes Fingerkraut
Veronica officinalis dil D6	Ehrenpreis
Zincum phosphoricum dil D12	Zinkphosphat

Mischung aus gleichen Teilen

2 × tgl., morgens und nachmittags ca. 14 Uhr 30 Tropfen, Kinder die Hälfte.

Anmerkung: Nur bei Lerntätigkeit benutzen!

Die Rezepte Nr. 28 und der Tee Nr. 29 können gleichzeitig eingenommen werden.

2.2.3 Der Geist und das Gedächtnis

Alles Wahrgenommene ist in beiden Hirnhälften wahrscheinlich an einer Vielzahl von Stellen für immer gespeichert; nur die Zerstörung des Gehirns vernichtet Wissen. Zur Gedächtnisaktivierung muss das Luftelement angeregt werden. Hierzu eignen sich viele Doldenblütler (Umbelliferen) und Efeugewächse (Araliazeen)

Das folgende Rezept ist nicht für die therapeutische Behandlung geeignet oder bei Vergesslichkeit, die durch Krankheit verursacht wird, sondern zur Auffrischung von früher einmal Gelerntem.

2.2 Das Lernen

29. Elefantentee des Erinnerns

Beifuß	Artemisia vulgaris
Bibernellwurzelpulver	Pimpinella major
Efeublätter	Hedera helix
Engelwurz	Angelica silvestris
Kerbel	Anthriscus cerefolium
Majoran	Origanum majorana
Salbei	Salvia officinalis
Tigerkraut	Centella asiatica

Gleiche Teile zu Tee mischen, $1/2$–$3/4$ l Tee aufgießen, 2–3 Tassen/Tag, nicht spätabends trinken.

Der Tee Nr. 29 und das homöopathische Rezept Nr. 28 können gleichzeitig eingenommen werden.

Die Integrierung der Gedächtnisinhalte oder: „Hilfe, der Geist erstarrt"

Das Gehirn ist Tag und Nacht tätig, es vergleicht auch die Inhalte der Gedächtnisspeicher und fügt Beziehungen zu neu hinzugekommenen Informationen dazu. Wer stolz darauf ist, seit Jahrzehnten immer die gleiche Vorstellung von der Wirklichkeit und seiner Stellung in ihr zu haben, dessen Geist ist bereits mumifiziert. Die Folgen dieser geistigen Erstarrung in Wirtschaft, Politik und im Privatleben sind dramatisch. Mittel zum Durchkneten des Geistes oder zur Eröffnung neuer Assoziationsbahnen sind teilweise illegal – die psychomimetischen Drogen, die den Machthabern unerwünscht sind – teilweise aber erlaubt und in der Regel sogar rezeptfrei.

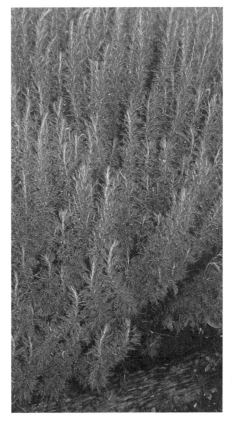

Abb. 2.6 Eberraute – für alle, die zu alt aussehen und frischen Wind „in die Birne" brauchen (Foto Hertha Amann).

30. Der Geistkneter

Actaea dil D6	Christophskraut
Angelica archangelica dil D8	Erzengelwurz
Artemisia abrotanum dil D6	Eberraute *(Abb. 2.6)*
Azadirachta indica dil D8	Niembaum
Bryophyllum dil D6	Keimzumpe
Geum urbanum dil D6	Nelkenwurz
Hamamelis dil D6	Virginische Zaubernuss
Manganum phos. dil D12	Manganphosphat
Menyanthes dil D6	Fieberklee
Patchouli dil D12	Patschuli

Zu gleichen Teilen mischen
Bei drängenden Terminen 3 × tgl. 15 Tropfen einnehmen, kurmäßig als Nebenmittel zu anderen Geistanregungsrezepten 1 × tgl. 20 Tropfen.

Bemerkung: Eventuell stimmungsaufhellenden Tee s. Indigorezept zusätzlich verwenden.

Wenn ein „Geistkneterrezept" funktioniert, zeigt sich eine veränderte Wahrnehmung beim Lesen von Büchern, Betrachten von Kunstwerken und beim Hören von Musik. Man kann plötzlich „zwischen den Zeilen lesen" und hört Dinge, die man zuvor nicht wahrnehmen konnte.

Belastungen duch unangenehme Gedanken

Das folgende Rezept soll die Belastung durch unangenehme Erinnerungen und Schicksalsschläge, die die Handlungs- und Lernfähigkeit einschränken, beseitigen:

31. Das Rezept des Vergessens

Abies alba dil D6	Weißtanne
Alsine media dil D3	Vogelmiere
Castoreum dil D6	Bibergeil
Conium maculatum dil D12	Schierling
Cuprum met. dil D12	Kupfer
Cistus canadensis dil D6	Zistrose
Rosa canina dil D3	Hundsrose
Salvia off. dil D6	Salbei

Thymus serpyllum dil D6	Quendel
Veronica dil D6	Ehrenpreis

Zu gleichen Teilen mischen
1 × abend 30 Tropfen einnehmen.

Die seelischen Aufrichter nach geistiger Lähmung durch Schicksalsschläge sind Ringelblume, Gänseblümchen, Engelwurz, Liebstöckel, Bibernelle, Umbelliferen, ebenso viele Exoten der TCM, Strychninum phos.in höheren Potenzen, die meisten Loganiazeen, Eisensalze, die meisten ätherischen Öle, besonders auch Mischungen. Ätherische Öle sind vom Standpunkt der Alchimie der Merkur des Sulfur und wirken vorzugsweise an der Schnittstelle von Geist und Psyche. Topographisch ist dies am Körper übrigens der Bereich von Vishuddi-Chakra am Hals, das Chakra der Kommunikation.

2.2.4 Durchhalten – oder die Überwindung des toten Punkts

Der Kandidat will aufgeben denn „ihm reichts jetzt endgültig". Das folgende Rezept ist für all die gedacht, die sich Monate und Jahre durch eine anspruchsvolle geistige Tätigkeit gequält haben und jetzt kurz vor dem Erreichen des Ziels alles hinwerfen wollen: Der Schüler will sein Abitur nicht mehr machen, er hat lange auf Prüfung gelernt und sieht jetzt eine unüberwindbare Mauer vor sich; der Doktorand kann seine Dissertation abschließen, wenn er noch zwei Monate durchhält und dergleichen mehr.

32. „Mir reicht's"-Rezept

Aqua marina dil D6	Meerwasser
Bryonia dil D6	Zaunrübe
Chamomilla dil D30	Kamille
Corallium rubrum D6	rote Koralle
Eleutherococcus senticosus dil D12	Eleutherokokkus
Equisetum arvense dil D12	Ackerschachtelhalm
Manganum peroxydatum dil D6	Mangandioxid
Mephitis dil D12	Stinktiersekret
Patchouli dil D30	Patschulikraut
Sepia dil D30	Tintenfisch

> Mischung aus gleichen Teilen
> 3 × tgl. 30 Tropfen, bei Verbesserung der Stimmung seltener einnehmen.

Der Geist ist im Grunde unermüdlich, das Gehirn ist Tag und Nacht gleich aktiv. Ist man unkonzentriert, desinteressiert, lustlos, so ist liegt das Problem eher im seelischen Bereich. Ist man erschöpft und kann deshalb nicht weitermachen, ist dies ein körperlicher Zustand. Ist zwar der Geist willig, aber das Fleisch (und/oder die Seele) schwach, brauchen wir Durchhaltemittel. Bei Gebrauch desselben geht einem die Luft erst einige Stunden (gewöhnlich vier Stunden) später aus. Diese Mittel sollte man unter keinen Umständen als Dauermittel nehmen; ist man beruflich gezwungen, sie häufig zu verwenden, sollte man sich Urlaubsphasen gönnen, in denen man von ihnen keinen Gebrauch macht.

33. Tränklein des körperlichen Durchhaltens

Bibernellwurzelpulver	Pimpinella major
Dillkraut	Anethum graveolens
Eichenrinde oder Eichenblätter	Quercus robur
Eleutherokokkus (= Taigawurzel)	Eleutherococcus senticosus
Kalmuswurzelpulver	Acorus calamus
Quendel	Thymus serpyllum
Salbei	Salvia officinalis
Ysop	Hyssopus officinalis

Gleiche Teile zu Tee mischen
$1/2$–$3/4$ l/Tag schluckweise trinken.

Anmerkung: nicht nach 17 Uhr trinken und ab und zu mehrtägige Pausen bei der Einnahme einlegen, z.B. nach vier Wochen eine Woche Pause.

Dieser Tee eignet sich für alle, die eine Arbeitswoche von achtzig und mehr Stunden zu erfüllen haben, auch für berufstätige Mütter (und Väter) sowie bei berufsbedingter Reisetätigkeit (Jetlag).

2.2 Das Lernen

34. Rezept zum seelischen Durchhalten

Arsenum metallicum dil D12	Arsen
Calendula officinalis dil D6	Ringelblume
Cobaltum metallicum dil D12	Kobalt
Ginseng dil D30	Ginseng
Lavandula dil D6	Lavendel
Piper methysticum dil D6	Rauschpfeffer
Potentilla anserina dil D3	Gänsefingerkraut
Tribulus terrestris dil D3	Bürzeldorn *(Abb. 2.7)*
Valeriana dil D6	Baldrian
Verbena officinalis dil D6	Eisenkraut

Mischung aus gleichen Teilen
2 × tgl. morgens und nachmittags (16 Uhr) 20–30 Tropfen.

Ergänzung: Vivianit trit D6 (Weleda), 2 × tgl. eine Messerspitze.

Anmerkung: Es versteht sich von selbst, dass man diese Mittel spätestens fünf Stunden vor dem Zubettgehen zum letzten Mal nimmt.

Rezepte Nr. 33 und 34 können gleichzeitig verwendet werden.

Die genannten Durchhaltemittel sind auch geeignet, wenn man Angst vor dem eigenen Weiterdenken hat, weil brisante Schlüsse bevorstehen. Es sind also auch die Mittel der „mentalen Frechheit" und des „Weitergehens im Geiste".

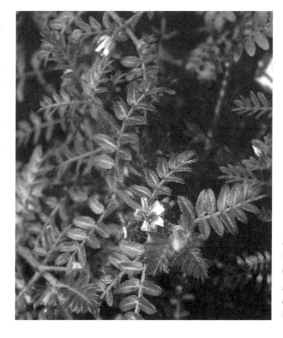

Abb. 2.7
Bürzeldorn – das Mittel des „längeren Atems" (Foto Hertha Amann).

Rasche Ermüdung bei geistiger Betätigung

Das Teufelskarussell aus wachsender Stoffmasse, zunehmender Abstraktheit des zu bewältigenden Stoffs und Termindruck dreht bei den Lernenden sich immer schneller. Das geht schon in der Grundschule an, steigert sich in höherer und Hochschule und wird in geistig orientierten Berufen zum Alptraum. Viele Prüfungskandidaten geben oft an, nur ein paar Stunden geistig arbeiten zu können, wegen Termindruck seien aber zwölf Stunden notwendig. Nach den Vorstellungen der chinesischen Medizin liegt ein Mangel an Lebensenergie mit gleichzeitiger nervöser Reizbarkeit vor, die guten Energiestatus vortäuscht (der Betroffene dreht schon bei Kleinigkeiten durch, kriegt Kopfweh, Schulkopfweh, macht eine Szene etc.). Schul- und Studienprobleme gehören zu den wichtigsten und schwerwiegendsten Problemen bei Kindern und Jugendlichen. Nicht nur das Anregen des Geistes ist von größter Bedeutung, sondern auch der richtige Einsatz der Geistenergie. Zu den Hilfsmitteln gehören die sogenannten Adaptogene. Adaptogene sind pflanzliche Stoffe, mit deren Hilfe sich Extremsituationen durchstehen lassen, die sonst unerträglich wären. Adaptogene helfen bei körperlicher Schwerstarbeit, Akkordleistungen, Klimaextremen, Belastungen durch elektromagnetische Felder, Strahlung, Lärm, Extrembelastung durch die „lieben Mitmenschen", Nachtarbeit usw. Kommt zu anstrengender geistiger Tätigkeit noch Termindruck (Prüfung, Abgabetermin) so haben wir noch weitere Rezeptvorschläge:

35. Tränklein des Durchhaltens im Geiste

Alantwurzelpulver	Inula helenium
Anis	Pimpinella anisum
Kerbel	Anthriscus cerefolium
Labkraut, gelbes	Galium verum
Majoran	Origanum majorana
Nelkenwurz, Wurzel	Geum urbanum
Rosenblüten	Rosa centifolia
Ysop	Hyssopus officinalis

Gleiche Teile zu Tee, eine Prise Kardamon zusetzen
Erwachsene 2–3 große Tassen, Kinder 2–3 kleine. Tee mit Honig süßen, nicht abends trinken!

Gegen rasche geistige Erschöpfung hat die Homöopathie schon vor weit über hundert Jahren Mittel beschrieben.

36. Rezept zum Durchhalten im Geiste:

Abrotanum dil D3	Eberraute
Aqua marina dil D6	Meerwasser
Calamus aromaticus dil D3	Kalmus
Calcium hypophosphorosum dil D6	Kalziumhypophosphit
Centella asiatica dil D3	Tigerkraut
Equisetum arvense dil D12	Ackerschachtelhalm
Kalium tartaricum dil D6	Weinstein
Paris quadrifolia dil D6	Einbeere
Rauwolfia dil D30	Rauwolfia
Valeriana dil D6	Baldrian

Mischung aus gleichen Teilen
2 × 30 Tropfen, nicht abends nehmen, Kinder 15 Tropfen

Anmerkung: Wie schon erwähnt, ist der Geist an sich unermüdlich. Dieses Rezept soll das Abirren der Gedanken vom zu bearbeitenden Thema reduzieren und den Denkprozess beschleunigen.

Bemerkung: Mittel nur bei Termindruck verwenden, nicht zur Dauermedikation. Bei langdauerndem Termindruck monatliche Pausen bei der Einnahme einhalten.

Die Rezepte 32–36 können gemischt werden.

Weitere Mittel gegen den toten Punkt:
Eleutherokokkus, Kalium phos., Bärlapp, Arnika, Zink, Silber, Bürzeldorn, Kerbel, Rubellit, Benediktenkraut, Karde, Chinarinde, alle extrem bitteren Mittel.

2.2.5 „Ausschalten"

Bei täglicher, intensiver und langdauernder geistiger Tätigkeit (der Prüfungskandidat quält sich pro Tag 12 bis 14 Stunden ab und das monatelang, oder ein Projekt muss unter Termindruck durchgezogen werden) ist es normal, dass der Geist beim Wiederabschalten versagt.

Kapitel 2 Naturheilmittel – die praktische Anwendung

37. Rezept der totalen Entspannung

Artemisia vulgaris dil D6	Beifuß
Ballota nigra dil D3	Schwarznessel
Centaurium dil D6	Tausendgüldenkraut
Crataegus e floribus dil D6	Weißdorn
Cuprum acet. dil D12	Kupferacetat
Patchouli dil D6	Patschuli
Piper methyst. dil D6	Rauschpfeffer
Potentilla anserina dil D3	Gänsefingerkraut *(Abb. 2.8)*
Turnera diffusa dil D6	Damiana
Zincum phosp. dil D12	Zinkphosphat

Zu gleichen Teilen mischen
3 × tgl. 20 Tropfen einnehmen.

Empfehlung:
Die zusätzliche Verwendung des Tränkleins der totalen Entspannung wird empfohlen.

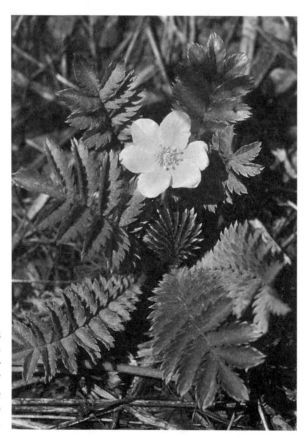

Abb. 2.8 Gänsefingerkraut – der „Lockermacher" für Leib, Seele und Geist (Foto Hertha Amann).

38. Das Tränklein der totalen Entspannung

Akazienblüte	Robinia pseudacacia
Brennnessel	Urtica dioica
Damiana	Turnera diffusa
Gänseblümchen	Bellis perennis
Lavendel	Lavandula off.
Mädesüß	Filipendula ulmaria
Rosenblüten	Rosa centifolia
Schlüsselblumenblüten	Primula veris

Teemischung aus gleichen Teilen
Der Kräutertee kann mit Mate bzw. grünem Tee gemischt werden.

Das Einschlafen kann unmöglich werden, ebenso das Durchschlafen. Alpträume schildern Berufsprobleme und Versagensängste des Betroffenen.

39. Tränklein der nächtlichen Erholung

Baldrianwurzel	Valeriana officinalis
Ehrenpreiskraut	Veronica officinalis
Haferstroh	Avena sativa
Heidekraut (Erikablüten)	Calluna vulgaris
Hopfenblüten	Lupulus
Passionsblume	Passiflora

Gleiche Teile zu Tee
abends eine große Tasse (250 ml); in Extremfällen 2 Tassen im Abstand von ¾ bis 1 Stunde.

Ein hervorragendes homöopathisches Fertigarzneimittel zum Ein- und Durchschlafen ist Bryophyllum Argento cultum der Firma Weleda:

40. Homöopathisches Mittel der Nachtruhe

Bryophyllum Argento cultum dil D3 50 ml

Eine halbe Stunde vor Zubettgehen 10 Tropfen. Falls nach 30 Minuten immer noch kein Einschlafen möglich ist, nochmals 10 Tropfen nehmen. Flasche ans Bett stellen. Bei nächtlichem Aufwachen 10 Tropfen. Falls Schlaf ausbleibt, nach 15 Minuten nochmals 10 Tropfen. Dosis für Kinder 5 Tropfen.

Die Rezepte 29 und 40 können gleichzeitig verwendet werden.
Mit dem Rezept Nr. 40 konnte ich in nicht einmal drei Wochen einen Patienten von zwanzigmaligem Aufwachen pro Nacht heilen. Bleiben die Rezepte Nr. 29 und 40 wirkungslos ist die Hilfe durch den Neurologen erforderlich.

Hilfe aus dem Unbewussten – oder wie man etwas im Schlaf erledigen kann

Das Gehirn braucht nachts im Schlaf ebensoviel Glukose und Sauerstoff wie tagsüber, es arbeitet also immer mit gleicher Intensität. Anscheinend ist die wesentliche Aufgabe des Schlafs nicht die (unentbehrliche) Regeneration des Stoffwechsels, sondern eine Aufarbeitung der geistigen Eindrücke des Tagesbewusstseins. Die nächtliche Tätigkeit des Gehirns lässt sich in Grenzen zum Nutzen seines Eigners beeinflussen, sowohl betreffs Aufarbeitung von Tageserlebnissen, als auch zur Anregung eines produktiven Gedankenflusses, also zur Gewinnung schöpferischer Ideen. Helfer sind sicher unter anderem Mittel, die dem Licht der Nacht, dem Mond unterstellt sind, und dessen Freunde Venus und Neptun. Es müssen aber auch Mittel anderer Planeten zugesetzt werden, die keine Freunde des Mondes sind: Merkur- (Planet der geistigen Beweglichkeit) und Uranusmittel (Ideenplanet, unkonventionelle Einfälle). Letztere sollten nicht vorherrschen und müssen zu den Mitteln der ersten drei Planeten passen.

41. „Den Seinen gibts der Herr im Schlaf"

Argentum phos. dil D12	Silberphosphat
Cactus dil D30	Königin der Nacht
Calcium carbonicum dil D12	Muschelschalen
Eschscholtzia dil D3	Mohn
Melissa off. dil D3	Melisse
Myosotis arvensis dil D6	Vergissmeinnicht
Oenothera biennis dil D3	Nachtkerze
Oxalis dil D12	Sauerklee *(Abb. 2.9)*
Polygonatum vulgare dil D12	Salomonsiegel
Sanicula europea dil D6	Sanikel

Mischung zu gleichen Teilen
$3/4$ Stunde vor dem Zubettgehen 30 Tropfen einnehmen

Empfehlung: Die zusätzliche Anwendung des Traumöls (Savoyapotheke München) in der Duftlampe neben dem Bett wird empfohlen.

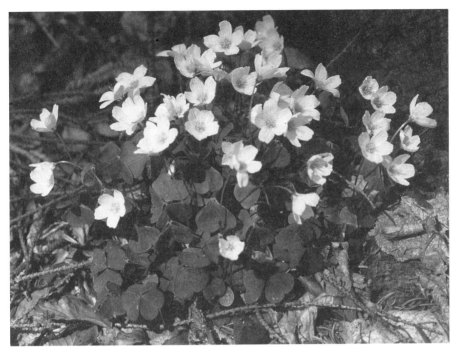

Abb. 2.9
Der Sauerklee verbindet Bewusstes und Unbewusstes (Foto Hertha Amann).

2.3 Schule und Studium

2.3.1 Die Entwicklung des kindlichen Geistes

Sind Sechsjährige noch nicht reif zur zur Einschulung, so ist dies keineswegs ein Zeichen von Minderbegabung. Der Geist braucht seine Zeit und Muse, um sich entwickeln zu können. Versucht man gewaltsam, diesen Prozess zu beschleunigen, muss man mit schweren Schäden an der Persönlichkeit oder, anders ausgedrückt, an der Seele rechnen. Ein vorzeitiges geistiges Ausbrennen ist dann vorprogrammiert. Kinder sollten unter keinen Umständen mit Mitteln behandelt werden, die bei gesunden Erwachsenen die geistige Entwicklung beschleunigen. Nur der Heilkundige kann die Diagnose „verzögerte geistige Entwicklung" stellen und die notwendigen Arzneien auswählen. Der Homöopath verwendet beispielsweise Capsicum, Calcium carbonicum, Barium carbonicum, Graphites, Calcium hypophosphorosum, Equisetum-limosum-Rubellit (Weleda), Apis regina comp (Wala) usw. Da individuelle Behandlung bei Entwicklungsproblemen unbedingt notwendig ist, wird hier kein allgemeines Rezeptbeispiel vorgestellt.

Lehrer und Schüler

Wir leben bekanntlich in einer „kranken Gesellschaft". Dies hat unter anderem dazu geführt, dass ein so unentbehrlicher Beruf wie der des Lehrers in vielen Fällen zum Martyrium für die Ausübenden geworden ist. Sind die Schulleistungen ihrer Kinder nicht ausreichend, so tendieren deutsche Eltern dazu, die Schuld bei Schule und Lehrer zu suchen, nicht bei ihren Sprösslingen oder gar bei der häuslichen Situation. Hier in München haben wir beispielsweise einige schicke Stadtviertel, in denen ebenso schicke Leute aus den Kreisen von Wirtschaft, Gesellschaft oder Kultur hausen. Unter deren Sprößlingen finden sich arg viele völlig Unbegabte und schwer Verhaltensgestörte. Die Schulen in diesen Stadtvierteln sind von den meisten Lehrern gefürchtet. Die Verblendung der Eltern leistungsschwacher Kinder kann sich manchmal sogar bis dahin steigern, dass sie ihre Kinder für überbegabt halten, obwohl diese eigentlich in eine Sonderschule gehörten. Gegen Schule und Lehrer der Problemkinder hagelt es dann Anzeigen oder ähnlich heftige Vorwürfe. Neben einer notwendigen psychotherapeutischen Unterstützung bei Verhaltensstörung (leider wären die wahren Patienten gewöhnlich die Eltern, nicht die Kinder) können wir hier mit innerlichen Mitteln eine Menge tun. In der Mehrzahl der Fälle kann Naturheilkunde die Schulleistungen beträchtlich steigern und stabilisieren, dies gilt besonders bei Leistungsschwäche in nur einzelnen Fächern, z.B. Mathematik. Eine Kombination von unterstützenden innerlich angewendeten Mitteln und Nachhilfe ist unbedingt empfehlenswert. Fallen die Schulleistungen einer Sechzehnjährigen wegen ihres ersten Liebeskummers stark ab, so muss man nicht dem Geist auf die Sprünge helfen, sondern die Psyche stabilisieren. Übrigens: Mein Rekordfall brachte eine durchschnittliche Verbesserung aller Noten um zwei Grade.

Zur Lösung von Schulproblemen brauchen Eltern unbedingt sachkundige Helfer: einen kooperativen Lehrer, den Schulpsychologen sowie einen Naturheilkundigen, der die zeitgenössische Homöopathie ausübt und sich in Nosodentherapie, der Ausleitung und dem Erstellen individueller Rezepte auskennt. Von Nutzen kann auch die Konsultation eines anthroposophischen Arztes sein, da sich die anthroposophische Medizin von Anfang an viel mit Kindern beschäftigt und auch hervorragende Arzneimittel für Kinder geschaffen hat.

Im folgenden Rezept soll die Zusammenarbeit zwischen Lehrern und Schülern verbessert werden. Dieses Tränklein ist dazu gedacht, dem Lehrer das Vermitteln des Lernstoffs und den Schülern, dessen Aufnahme zu erleichtern. Er wirkt auch auf die Stimmung im Klassenzimmer und sorgt für ein besseres Verständnis zwischen Schüler und Lehrer.

42. Lehrer-Schüler-Tee

Alantwurzelpulver	Inula helenium
Damiana	Turnera diffusa
Dillspitzen	Anethum graveolens
Eisenkraut	Verbena officinalis
Kalmuswurzelpulver	Acorus calamus
Kerbel	Anthriscus cerefolium
Sternanis, Bruch oder Pulver	Illicium verum

Gleiche Teile zu Tee, pro große Tasse = 250 ml einen gestrichenen Esslöffel der Mischung verwenden.
Einen halben Liter tagsüber schluckweise trinken, nicht spätabends, Tee süßen, etwas Vanillepulver zusetzen.

Anmerkung: Am besten wäre ein gemeinsamer Gebrauch im Klassenzimmer durch Lehrer und Schüler.

Verhaltensauffälligkeit

Fachliche Betreuung durch Schulpsychologen, Verhaltenstherapeuten oder sonstige Spezialisten ist unentbehrlich. Wunder wirken kann eine Behandlung durch einen ausreichend qualifizierten Homöopathen. Dieser muss eine gründliche Anamnese durchführen, die zeitgenössische Homöopathie einschließlich Nosoden kennen und ausreichend lange Berufserfahrung haben. Nosoden sind Arzneimittel, die aus erkrankten Organen, Eiter oder Ähnlichem hergestellt und homöopathisch verdünnt zur Behandlung des gleichen Leidens oder zur Impfung angewandt werden. Die Therapie mit den Nosoden Luesinum, Medorrhinum und den verschiedenen Tuberkulinen ist ausschließlich Sache des Fachmanns.
Verhaltensauffälligkeit hat die verschiedensten Ursachen, meist liegen mehrere gleichzeitig vor. Einige Gründe sind beispielsweise schwere Erziehungsfehler der Eltern, „Wohlstandsverwahrlosung", Aufwachsen in einer für Kinder ungeeigneten Umwelt, fehlender Kontakt zur Natur, Lärm, Umweltgifte, Vergiftung der Kinder schon im Mutterleib durch Medikamente, Impfschäden, besonders durch Impfungen im ersten Lebensjahr und Mehrfachimpfungen (die Folgen sieht meist der Naturheilkundige in seiner Praxis, nicht der Schulmediziner). Multiple Allergien durch Chemiebelastung aus der Umwelt und Impfwesen, werden häufig nur bei soliden immunologischen Kenntnissen des Therapeuten erkannt. Die Allergische Diathese ist möglicherweise die häufigste Ursache einer

Verhaltensauffälligkeit. Die Neurodermitis, derzeit angeblich bei bis zu einem Drittel der Münchner Schulanfänger zu beobachten, dürfte ebenfalls ihre Ursachen in den genannten Belastungen der Kinder haben. Nicht zuletzt kann die Ursache von Verhaltensauffälligkeit eine Psychose sein. Auch deshalb sollte der Therapeut eine Familienanamnese erstellen. Eine kassenübliche Therapie mit Behandlungsterminen von wenigen Minuten ist völlig sinnlos.

Das folgende Rezept ist nur ein begleitendes Hilfsmittel zur Unterstützung der oben genannten Therapiemaßnahmen und keine Grundbehandlung!

43. Rezept bei Verhaltensauffälligkeit

Aloe dil D12	Aloe
Chlorpromazinum dil D12	Chlorpromazin
Echinacea dil D12	Echinacea
Histaminum hydrochloricum dil D12	Histamin
Magnolia grandiflora dil D3	Magnolienblüte
Manganum metallicum dil D12	Manganmetall
Paris quadrifolia dil D6	Einbeere *(Abb. 2.10)*
Stachys dil D3	Betonie
Stannum metallicum dil D12	Zinn
Zincum phosphoricum dil D12	Zinkphosphat

Mischung aus gleichen Teilen
morgens 1 × täglich 15–20 Tropfen.

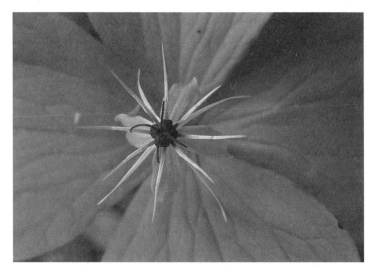

Abb. 2.10 Die Einbeere hilft gegen den „Computerabsturz" im Kopf (Foto Riki Allgeier).

2.3 Schule und Studium

Wenn die Ritalinbombe droht

Nahezu jedem zehnten Kind wird heute der Stempel ADS aufgedrückt. Die Zahl der Betroffenen nimmt täglich zu. Das Aufmerksamkeitsdefizitsyndrom, und seine Unterformen scheinen sich epidemieartig über unseren Erdball zu verbreiten. Einmal ist es der unruhige Zappelphilipp, der immer stört und sich in den Mittelpunkt drängt, dann auch das ruhige, verträumte Kind, das nach außen hin angepasst und unauffällig wirkt. Gemeinsam leiden sie unter Konzentrationsschwäche, leichter Ablenkbarkeit und geringem Durchhaltevermögen. Leicht reizbar, handeln die Betroffenen meist ohne lange zu denken und handeln sich im Freundes-, Schul- und Berufsleben Antipathien und schlechte Bewertungen ein.

Ritalin, ein Amphetamin soll nun helfen, vor allem durch die Anregung der Dopamine im Nucleus accumbens, dem „Belohnungssystem" im Gehirn, diese Mängel zu beheben. Die Evolution hat diese Botenstoffe zum Erhalt des Lustgefühls beim Essen, Trinken und bei der Fortpflanzung gedacht, keinesfalls aber als Ersatz für Zuwendung und sonstige Defizite, die durch die heutigen Gesellschaftszwänge entstanden sind. Reizüberflutung, die immer höheren Forderungen, der Druck, immer schneller und besser zu werden bei gleichzeitigem Mangel an Familienstruktur, haben eben ihre Spuren hinterlassen. Hinzu kommt der chronische Bewegungsmangel, die verpasste Chance, sich über den Körper abreagieren zu können.

Auffällig ist nun, dass in den meisten Horoskopen der betroffenen „Ritalinkinder" ein Energiemangel zu erkennen ist, keineswegs wie man vermuten könnte, ein Überschuss. Die Unfähigkeit, mit der Kraft umgehen zu können, erkennt man an Stellungen des Mars in einem Wasserzeichen; auch im Zeichen Stier und Waage weiß man nicht, wie man richtig kämpft. Oftmals fehlt es zudem am Element Feuer, und auch der angeknackste Selbstwert ist meist deutlich zu

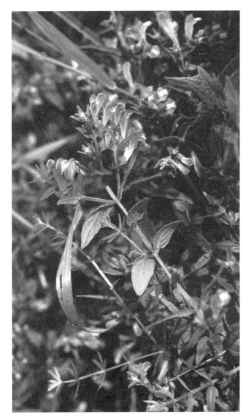

Abb. 2.11
Helmkraut, wenn jemand „eine Meise hat" (Foto Hertha Amann).

sehen. Wutausbrüche, agressives und hippeliges Verhalten sind als Versuch der Kompensation zu werten, die ruhigen, verträumten Kinder haben bereits aufgegeben. Ritalin kann zwar diese Mängel überdecken, doch unter der Oberfläche setzen sich diese Schäden fort.

Langzeitstudien gibt es noch keine, doch negative Folgen an Körper, Seele und Geist sind sicher. Hier können Mittel helfen, die Struktur und gleichzeitig Kraft geben, das Verhältnis Ich-Du verbessern, den Geist ordnen und die Stimmung aufhellen. Jeder „Ritalinfall" muss individuell therapiert werden, und die oftmals nach 10 Minuten gestellte Diagnose ADS ist keiner Worte wert.

Das folgende Rezept kann eine Basis liefern, den Alltag ohne Ritalin zu meistern.

44. Der Ritalinersatz

Bellis perennis dil D6	Gänseblümchen
Corallium rubrum dil D12	rote Koralle
Cuprum arsenicosum dil D12	Kupferarsenit
Equisetum arvense dil D12	Ackerschachtelhalm
Histaminum hydrochloricum dil D12	Histamin
Ignatia dil D30	Ignazbohne
Scutellaria lateriflora dil D3	Helmkraut *(Abb. 2.11)*
Stibium sulfuratum nigrum dil D12	Grauspießglanz
Valeriana dil D4	Baldrian
Zincum phosphoricum dil D12	Zinkphosphat

Mischung aus gleichen Teilen
1 × tgl. 10 Tropfen.

Ergänzung: Hypophysen Potenzkomplex (Staufen-Pharma), 2 × wöchentlich 5 Globuli, Tarantula hispanica D30, 2 × wöchentlich 5 Globuli, Tonca D30, 1 × tgl. 5 Globuli.

Anmerkung: Eine Mannschaftssportart wie beispielsweise Eishockey würde helfen, um gemeinsam verlieren/gewinnen zu dürfen, Fairness zu üben und unter der Maske kämpfen zu lernen.

Psychopharmaka in homöopathischer Zubereitung

Ein Teil der stark wirkenden synthetischen Psychopharmaka, auch einige nicht mehr gebräuchliche, sind als Homöopathika rezeptfrei erhältlich. Diese Stoffe haben für den modernen Homöopathen sehr hohen praktischen Wert; man

2.3 Schule und Studium

kann nicht nur in der Regel allopathische, massiv dosierte Psychopharmaka durch diese harmlosen Zubereitungen ersetzen, sondern die Stoffe sind zusätzlich Heilmittel für alle möglichen Beschwerden; Der Versuch stark wirkende chemische Mittel durch die homöopathische Zubereitungsform derselben Stoffe zu ersetzen, bzw, sie zu minimieren, sollte immer gemacht werden.

„Null Bock" in Schule, Uni, Beruf

Das folgende Rezept macht aus verwahrlosten, kriminellen Jugendlichen und sonstigen „Randgruppen" keine Musterkinder. Es ist vielmehr für Menschen gedacht, bei denen allmählich ein Überdruss angewachsen ist, der zum Wunsch geführt hat, etwas anderes zu lernen oder zu tun. Während das Rezept Nr. 32 „Mir reicht's" einen spontanen Fehlentschluss verhindern soll, ist der „Interessenwecker" für diejenigen geeignet, die sich lustlos abquälen, wobei sie die Notwendigkeiten der Situation verstandesmäßig einsehen. Dieses Rezept soll auch einseitiges Interesse z.B. nur an bestimmten Schulfächern ausgleichen.

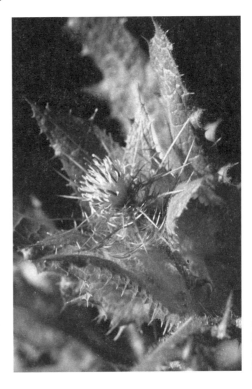

Abb. 2.12
Benediktenkraut gibt Pepp (Foto Hertha Amann).

45. Interessenwecker

Aqua maris dil D6	Meerwasser
Artemisia dil D6	Beifuß
Artemisia abrotanum dil D6	Eberraute
Bellis perennis dil D3	Gänseblümchen
Calcium carbonicum dil D12	Austernschale
Cnicis benedictus dil D3	Kardobenediktenkraut *(Abb. 2.12)*
Chamaedrys dil D6	echter Gamander
Ferrum metallicum dil D12	Eisen
Chininum arsenicosum dil D6	Chininarsenit

> Pimpinella alba dil D3   Bibernelle
> Thymus serpyllum dil D3   Quendel
>
> Mischung aus gleichen Teilen
> 2 × tgl. 20–30 Tropfen, Kinder 2 × tgl. 10–15 Tropfen.
>
> *Ergänzungsmittel:* Siderit trit. D8 (Weleda), 2 × tgl. eine Messerspitze.

Das Phänomen des Begabungsspektrums

Jeder von uns kann verschiedene Dinge verschieden gut. Manch intelligenter Mensch ist manuell extrem ungeschickt, andere sind intelligent, aber denkfaul; höhere Mathematik, Fahrpläne und Landkarten können (das ist in den Industrieländern durch anthropologische Forschung belegt) nur die Hälfte der Bevölkerung verstehen usw. Aus bisher unbekannten Gründen sind die einzelnen Begabungen ganz unterschiedlich häufig. Wir haben viel zu wenig mathematisch Begabte, was immer wieder zu Ingenieurmangel führt. Bestimmte Begabungskombinationen sind häufig, andere selten. Berühmt ist der weltfremde Mathematiker, der ein miserabler Lehrer ist; der gute Chemiker tut sich oft schwer mit Mathematik und Physik; Ärzte sind oft begabte Maler oder Musiker, aber nur selten firm in Chemie. Der wissenschaftlich arbeitende Mediziner, der ein guter Chemiker und/oder Physiker ist, hat gute Chancen, Weltruhm erlangen. Ähnlich verhält es sich mit einem Schüler, der mit einem Teil der Fächer gut zurechtkommt, mit anderen dafür gar nicht.

Es ist sinnvoll, zu versuchen, Begabungslücken einigermaßen zu schließen. Neben geistigen Übungen dürfte es auch Arzneien geben, mit deren Hilfe man diesem Ziel näherkommen kann.

Behandlung von Sprachproblemen

46. Tränklein der Namen und der Sprache

Beifuß	Artemisia vulgaris
Damiana	Tunera diffusa
Ehrenpreis	Veronica officinalis
Hafer	Avena sativa
Melisse	Melissa officinalis
Patschuli	Patchouli
Rose	Rosa centifolia

Salbei Salvia officinalis
Schlüsselblumenblüte Primula veris
Spitzwegerich Plantago lanceolata

Kräuter zu gleichen Teilen mischen und ³/₄ Liter über den Tag verteilt trinken.

47. Rezept der Namen und der Sprache

Aqua marina dil D6 Meerwasser
Calcium fluoratum dil D12 Kalziumfluorid
Guajacum dil D6 Guajakbaumharz
Hedera helix dil D6 Efeu *(Abb. 2.13)*
Origanum majorana dil D6 Majoran
Manganum sulfuricum dil D12 Mangansulfat
Phosphorus dil D12 Phosphor
Ptychopetalum dil D6 Potenzholz
Sepia dil D12 Tintenfisch
Valeriana dil D6 Baldrian

Mischung aus gleichen Teilen
1–2 × tgl. 20–30 Tropfen, nicht abends nehmen.

Die Rezepte Nr. 46 und 47 und der Elefantentee Nr. 29 können gemeinsam verwendet werden. Sie sind zur Intensivierung des Wortgedächtnisses gedacht, beim Einprägen von Eigennamen und zum Erlernen fremder Sprachen. Sie helfen auch, wenn durch Mangel an Übung Sprachkenntnisse weitgehend vergessen wurden, allgemein zum Wiederzugänglichmachen von Halbvergessenem. Die Rezepte verbessern das Namensgedächtnis im hohen Alter und erleichtern auch das Erlernen von Sprachen in der zweiten Lebenshälfte. Nicht gedacht ist an die

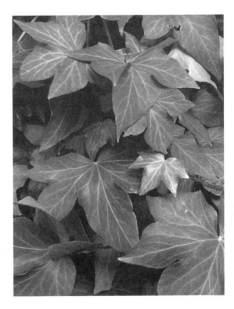

Abb. 2.13
Viele Kletterpflanzen sind Geistanreger, so auch der Efeu (Foto Riki Allgeier).

Behandlung der Symptome degenerativer Leiden des Gehirns im Verlauf schwerer neurologischer Erkrankungen oder durch Zerebralsklerose.

Rechenschwäche

Wie der Legastheniker ist der Rechenschwache eigentlich immer intelligent und kann sich mit seiner Minderbegabung im täglichen Leben sehr gut durchschmuggeln. Probleme hat er mit Mathematik als Pflichtfach in der höheren Schule und insbesondere bei der Berufswahl, weil viele interessante Tätigkeiten mathematische Begabungen und Kenntnisse voraussetzen. Mathematisch Begabte sind zudem oft als Lehrer und Dozenten nicht fähig, weniger Begabten Mathematik zu vermitteln. Mit innerlicher Anwendung allein kann man mathematisch Unterbegabte nicht für mathematisch orientierte Berufe fit machen, aber jede erzielte Besserung ist wichtig für den weiteren Lebensweg.

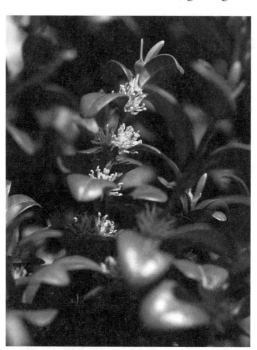

Abb. 2.14
Sein ungeheures Regenerationsvermögen macht den Buchs zum Universalheilmittel (Foto Hertha Amann).

48. Rezept bei Rechenschwäche

Buxus sempervirens dil D3	Buchsbaum *(Abb. 2.14)*
Calcium fluoratum dil D12	Flussspat
Cuprum phosphoricum dil D12	Kupferphosphat
Galbanum dil D6	Galbanum
Guajacum dil D6	Guajakbaumharz
Manganum sulfuricum dil D12	Mangansulfat
Rauwolfia dil D30	Rauwolfia
Silicea dil D12	Kieselsäure
Triticum repens dil D6	Quecke
Stannum metallicum dil D12	Zinn

Mischung aus gleichen Teilen
1–2 × tgl. 20–30 Tropfen, Kinder 1 × tgl. 10 Tropfen, vor Prüfungen 2 × tgl. verwenden.

Empfehlung: Türkis und/oder Lapis Lazuli tragen, bei Lapis den pyrithaltigen verwenden.

Anmerkung: Bei Rechenschwäche unentbehrlich ist die Nosode Luesinum D30 oder D200. Diese sollte der Laie aber nicht anwenden, ohne vorher einen Spezialisten der Naturheilkunde zu Rate gezogen zu haben. Nosoden dürfen unter keinen Umständen in falschen Potenzen oder zu oft verabreicht werden.

Legasthenie

Die Legasthenie ist – leider – ein ganz aktuelles Thema. Der Betroffene hat Schwierigkeiten beim Lesen und Schreiben, er schreibt Buchstaben seitenverkehrt, setzt Buchstaben und Silben falsch aneinander, wobei die Fehler stark schwankend auftreten. Derzeit nimmt man an, dass 20% der Bevölkerung eine Anlage zur Legasthenie haben. Die starke Zunahme lässt vermuten, dass die Hauptursache in der (stofflichen oder immateriellen) Umweltbelastung liegt. Legastheniker sind durchwegs intelligent und verstehen es ausgezeichnet, ihre Schwäche zu kompensieren. Das Problem des Legasthenikers ist seine Schulauffälligkeit, die zu einer Unterschätzung seiner Talente und Fähigkeiten führt. Fachliche Betreuung ist unbedingt nötig.

49. Unterstützender Tee bei Legasthenie

Basilikum	Ocimum basilicum
Echtes Labkraut	Galium verum
Ehrenpreis	Veronica officinalis
Haferkraut	Avena sativa
Kalmuswurzelpulver	Acorus calamus
Lavendel	Lavandula
Rosenblüten	Rosa centifolia
Schlüsselblumenblüten	Primula veris
Weißdornblüten	Crataegus

Gleiche Teile zu Tee
Für Kinder morgens und abends je eine Tasse, Erwachsene 2 große Tassen.

50. Hilfe bei Legasthenie

Ambra dil D8	Ambra
Argentum phosphoricum dil D12	Silberphosphat
Asafoetida dil D6	Stinkasant
Calcium fluoratum dil D12	Kalziumfluorid
Cimicifuga dil D6	Silberkerze
Gelsemium dil D12	gelber Jasmin
Mephitis dil D12	Stinktier
Natrium sulfuricum dil D12	Natriumsulfat = Glaubersalz
Spigelia dil D12	Spigelienkraut
Titanum metallicum dil D12	Titan

Mischung aus gleichen Teilen
Kinder 1 × tgl., eventuell 2 × tgl. 10 Tropfen.

Ergänzungsmittel: Chrysolith trit D30 (Weleda), 1 × tgl. eine Messerspitze.

Rezept Nr. 49 und 50 können gemeinsam verwendet werden.

Der Geist und die Konzentration

Theoretisch sind Kinder und Jugendliche „Kultobjekte" unserer Gesellschaft, in Wirklichkeit weicht ihre Behandlung von den Wünschen der Betroffenen weitgehend ab. Glückliche Kinder oder Jugendliche sind Ausnahmeerscheinungen. Unsere kranke Leistungsgesellschaft zwingt den Heranwachsenden oft sinnlose Tätigkeiten auf, wobei dies von den Eltern unterstützt wird, weil diesen die entsetzliche Bedeutung von Prüfungen und guten Noten bekannt ist. Das folgende Rezept ist für Schüler gedacht, deren Mentalität nicht den zum Teil willkürlichen Anforderungen des derzeitigen Schulsystems entspricht. Bei diesen Schülern ist der „Goodwill" zur aktiven Teilnahme am Unterricht vorhanden, hält aber nicht lange genug an.

51. Rezept zur Verbesserung der Konzentration

Acidum phosphoricum dil D6	Phosphorsäure
Ambra dil D6 oder D8	Ambra
Angelica archangelica dil D6	Erzengelwurz
Aquilegia vulgaris dil D3	Akelei

2.3 Schule und Studium

Avena sativa dil D3	Hafer
Calcium fluoratum dil D12	Kalziumfluorid
Bellis perennis dil D3	Gänseblümchen
Ignatia dil D30	Ignatiusbohne
Scutellaria lateriflora dil D6	Helmkraut
Vanilla dil D6	Vanille

Mischung aus gleichen Teilen
2 × tgl. 15 Tropfen (Kinder).

Ergänzung: Meteoreisen Globuli Velati (Wala), 2 × tgl. 5 Kügelchen, nicht spätabends nehmen und/oder Roseneisen Globuli (Wala), 2 × tgl. 5 Kügelchen.

Schulkopfweh, der Muskelkater des Geistes

Seit Einführung der Schulpflicht traten immer wieder viele Fälle von Schulkopf- und -bauchweh auf. In einigen alten Büchern der Naturheilkunde finden sich deshalb regelmäßig Behandlungsvorschläge dieser heute noch aktuellen Beschwerden.

52. Rezept gegen den Kopfdruck bei geistigem Arbeiten

Aqua marina dil D6	Meerwasser
Artemisia dil D6	Beifuß
Artemisia abrotanum dil D3	Eberraute
Betula alba dil D3	Birke
Calcium phosphoricum dil D6	Kalziumphosphat
Cuprum metallicum dil D12	Kupfer
Gelsemium dil D12	gelber Jasmin
Paris quadrifolia dil D6	Einbeere
Rosa canina dil 3	Hundsrose
Zincum metallicum dil D12	Zink

Mischung aus gleichen Teilen
für Kinder 3 × tgl. 10 Tropfen, für Studenten 3 × tgl. 20–30 Tropfen.

Ergänzungsmittel: Vivianit trit. D6, 1–2 × tgl. eine Messerspitze.

Anmerkung: nur in Perioden geistiger Belastung anwenden.

Schulbauchweh

53. Rezept gegen den nervösen Magen

Ambra dil D6	Ambra
Argentum phosphoricum dil D12	Silberphospat
Calendula off. dil D6	Ringelblume
Hedera helix dil D6	Efeu
Ignatia dil D30	Ignatiusbohne
Lavandula dil D6	Lavendel
Magnesium bromatum dil D6	Magnesiumbromid
Manganum sulf. dil D12	Mangansulfat
Okoubaka dil D6	Okoubaka
Sepia dil D30	Tintenfisch

Zu gleichen Teilen mischen

Zusatz: Die Wirkung des Rezepts verstärkt sich, wenn man die Tropfen in Tee aus der Betonie (Stachys off.) einnimmt.

Wenn der Groschen trotzdem einfach nicht fällt

Dann fehlt in der Regel bloß eine Kleinigkeit bei den Assoziationsvorgängen im Neuhirn. Anscheinend sind an dieser Leistungseinschränkung des Gehirns oft Toxine beteiligt. Diese können zugeführte Gifte sein (Impfschaden) oder durch Fehlreaktionen des Stoffwechsels gebildet werden. Anders kann man die Erfolge der Homöopathie mit den wichtigsten Nosoden bei Schulproblemen nicht erklären.

Es gibt darüber hinaus weitere Mittel der Kräuterheilkunde und der Homöopathie, die Denkvorgänge günstig beeinflussen, die den erfahrenen Naturheiltherapeuten zur Verfügung stehen. Bei schweren organischen Defekten des Gehirns oder echtem Schwachsinn ist eine Behandlung aussichtslos.

Welche Schule, welches Studium, welcher Beruf?

Hier ist ein „Entscheidungshelfer" gefragt oder die Integration von Verstand und Gefühl, von Kopf- und Bauchdenken (Hara, das Dritte, das alles verbindet – man kann auch gesunder Menschenverstand sagen). Ein wirksamer Entscheidungshelfer muss komplex und mehrdimensional wirken. Natürlich wäre es sinnvoll, je nach Person, Art des Problems und Zeitpunkt indivuduelle Rezepte zu erstellen.

2.3 Schule und Studium

Schon auf die Angehörigen neun- bis zehnjähriger Kinder kommt die erste folgenschwere Entscheidung für den Weg nach der Grundschule zu. Im Lauf des Lebens haben wir alle immer wieder solche Entscheidungen zu fällen. Häufig sind wir auch nicht ausreichend informiert und müssen trotzdem wählen. Es ist nicht günstig, wichtige Entscheidungen treffen zu müssen, ohne den richtigen Zeitpunkt hierfür abwarten zu können. Nachstehende Mittel sollen eine vernünftige Wahl unterstützen und verhindern, dass der Benutzer eine von der Sache oder von seiner Person her aussichtslose Entscheidung trifft.

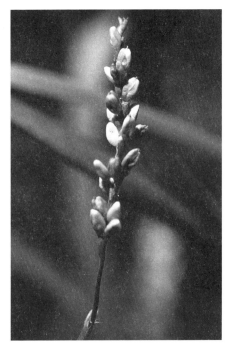

Abb. 2.15 Wasserpfeffer – ein „Geistschärfer" (Foto: Hertha Amann).

54. Der Entscheidungshelfer

Castoreum D6	Bibergeil
Cimicifuga D6	Silberkerze
Hydropiper D3	Wasserpfeffer *(Abb. 2.15)*
Hedera helix D6	Efeu
Manganum phos D12	Manganphosphat
Potentilla reptans D3	kriechendes Fingerkraut
Silicium met. D12	Siliziummetall
Stachys D3	Betonie
Verbascum dil D6	Köngskerze
Zincum oxydatum D12	Zinkoxid

Mischung aus gleiche Teilen
1–2 × tgl. 20–30 Tropfen

Ergänzung: Pallasit trit D12 (Weleda), 2 × tgl. eine Messerspitze

Empfehlung: bei schwerwiegenden Problemen einen Lapis Lazuli oder blauen Topas tragen.

> *Aromatherapie zur Ergänzung:* Gemisch aus: Pfefferminzöl, Lavendelöl, Lorbeeröl, Rosenholzöl, Thymianöl, Weißtannenöl, etwa gleiche Teile, von Lavendel 3 Teile, eventuell etwas Sandelholz, Patschuli, Rose.
>
> *Bemerkung:* Für Jugendliche ab 14–16 Jahre, bei jüngeren Kindern ist die Anwendung durch die Eltern ratsam.

Der Weltgeist, der Weltprozess oder die Dinge, die in der Luft liegen

Erfolg führt gewöhnlich zu Stagnation. Die Saurier, die das Fliegen gelernt haben, haben teilweise überlebt. Schwanz, Hörner, Riesengebisse und Klauen führen nicht automatisch zum Überleben. Von Dauer ist nur die immerwährende Wandlung. Sie rechtzeitig zu erfassen, herauszufinden, wohin sich eine Entwicklung bewegt, ist in der Realwelt von höchster Bedeutung. Diese Vorgänge haben etwas mit dem Wesen der Zeit zu tun. Wir sind alle letztlich einem Weltprozess unterworfen. „Der Geist weht wie er will", dieses alte Sprichwort gilt auch für den Weltgeist und damit dem Weltprozess. Dieser verläuft scheinbar erratisch und folgt fast nie unseren Wünschen. Überraschungen, häufig belastend, sind vorprogrammiert. Im Laufe des Lebens tendieren wir alle dazu, Gewohnheitstiere zu werden und Dinge für stabil zu halten, die dies keineswegs sind. Erfolge sind so gut wie immer zeitlich begrenzt, gehen gern auch blitzartig in Misserfolge über. Vorzeichen und Ahnungen sind häufig, müssen aber beachtet werden. Ein vorhandenes Talent für dieses Gespür lässt sich gut unterstützen. Dabei kommen Stoffe zum Einsatz, die den Aspekt des Saturns, des Herren der Zeit, von seiner erfreulichen Seite zeigen. Um Veränderungen der Realwelt zu registrieren und uns anzupassen, benötigen wir vielleicht auch das „Antifossilienrezept" zum besseren Verständnis vom Wesen der Zeit.

55. Das Anti-Fossilienrezept

Acorus calamus dil D6	Kalmus
Ajuga reptans dil D3	Günsel
Asarum dil D6	Haselwurz
Avena sativa dil D6	Hafer
Bryonia dil D12	Zaunrübe
Galbanum dil D12	Galbanum
Gentiana cruciata dil D6	kreuzblättriger Enzian
Hedera helix dil D12	Efeu

Magnesium carbonicum dil D12	Magnesiumkarbonat
Rosmarinus dil D12	Rosmarin

Mischung zu gleichen Teilen
1 × tgl. 30 Tropfen.

Siehe auch Rezept Nr. 13.

Selbstfindung – oder: wie ich meine Berufung finde
Den Weg zum Selbst, zur Selbstverwirklichung zu finden, ist alles andere als einfach. Hilfsmittel müssen hier stark ordnenden Charakter haben (klare geometrische Struktur) und auch quintessentiellen Charakter zeigen, beispielsweise Schönheit, edle Farben, edler Geruch, Wachstum an Orten der Kraft, ungiftig etc. Die blaue Blume kann von großem Nutzen sein, ebenso Pflanzen, deren Blüten Komplementärfarben zeigen: Vergissmeinnicht (alle Arten), Kardengewächse, einige Rutazeen, Orangenblüte, Neroliöl. Auch Silizium, Germanium, Zinn, Calciumsalze, Cölestin, Phosphor, Kupferphosphat (Türkis), Silberphosphat, Turmalin helfen auf dem Weg der Selbstfindung.

56. Rezept der Selbstfindung

Bellis perennis dil D12	Gänseblümchen
Calcium fluor. dil D12	Kalziumfluorid
Dipsacus silvestris dil D6	wilde Karde
Equisetum hiemale dil D12	Winterschachtelhalm
Hedera helix dil D30	Efeu
Menyanthes trifoliata dil D30	Fieberklee
Narcissus poeticus dil D6	Narzisse *(Abb. 2.16)*
Paris quadrifolia dil D12	Einbeere
Succinum dil D12	Bernstein
Sumbulus moschatus dil D6	Sumbul

Mischung aus gleichen Teilen.
Abends 30 Tropfen einnehmen.

Zusätzlich: Auri Solutio colloidalis (Spagyra) glob. D30, 1 × wöchentlich (Sonntagmittag) 10 Globuli.

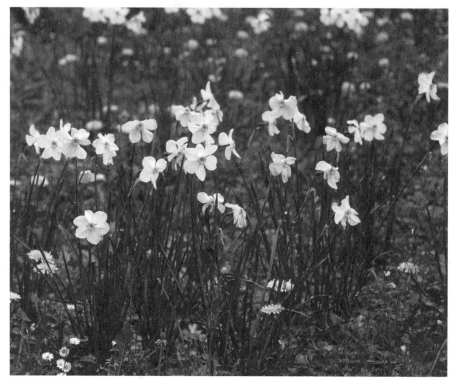

Abb. 2.16 Narzisse – die Signatur der Quintessenz (Foto Hertha Amann).

Die Zielfindung

Nicht jeder findet seine Ziele; z.B. wird Donald Duck nie einen Dauerjob oder die Hand von Daisy Duck erringen. Wenn ein würdiges Ziel gefunden ist, sind die Aussichten nicht schlecht.

57. Das „Zielwasser"

Angelica dil D6	Engelwurz
Calcium fluoratum dil D12	Kalziumfluorid
Centella asiatica dil D3	Tigerkraut
Equisetum arvense dil D12	Ackerschachtelhalm
Gentiana cruciata dil D6	kreuzblättriger Enzian
Hydragyrum stibiato sulfuratum dil D12	Quecksilberantimonsulfid
Kalium silicium dil D12	Kaliumsilikat
Potentilla anserina dil D3	Gänsefingerkraut
Potentilla reptans dil D6	kriechendes Fingerkraut
Valeriana dil D6	Baldrian

2.3 Schule und Studium

Mischung aus gleichen Teilen
kurmäßig 2 × tgl. 20 Tropfen einnehmen. Nach 3 Wochen mehrere Tage Pause einlegen.

Das richtige Handeln

Neben dem Fehler, oft in Folge von Panik übereilt zu handeln, ist die Handlungslähmung überaus häufig. Es gibt zwei Kategorien:
- allgemeine Handlungslähmung durch Selbstzweifel, Unentschlossenheit. Mittel hierfür: Zypresse, Sternanis, Galgant, Chilies, allgemein scharfe, exotische Gewürze, asiatische und mexikanische Küche
- Handlungs- oder Entscheidungsunfähigkeit im entscheidenden Moment, wenn sofortige Reaktion nötig wäre, astrologisch gut erkennbar, beispielsweise durch Aszendent Waage.

58. Rezept zum richtigen Handeln

Ammoniacum dil D12	Ammoniakgummi
Arsenum dil D12	Arsen
Chionanthus dil D6	Schneeflockenbaum
Cnicus benedictus dil D6	Benediktenkraut
Ferrum magneticum dil D12	Magneteisenstein
Indigo dil D12	Indigo
Silicium dil D12	Kieselsäure
Spigelia dil D12	Spigelia
Thymus serpyllum dil D3	Quendel
Vitex agnus castus dil D12	Mönchspfeffer

Mischung zu gleichen Teilen
Knapp 1 Woche vor dem Termin 2 × tgl. (8 h und 14 h) je 20 Tropfen kurmäßig über 6 Wochen zusätzlich abends: Argentum phos. D15.

Ergänzung: Wenn das Handeln blitzartig erfolgen muss, Rubellit D10 (Weleda) 5 Tropfen, nicht abends.

(*Bemerkung:* Bei Donald Duck ist das Rezept wirkungslos).

Die Massagebürste des Geistes für den Sozialaufsteiger

Sozialer Aufstieg in der Gesellschaft muss Talentierten möglich sein und ist zur Erhaltung von Wirtschaft und einer Kultur unbedingt notwendig. Untersuchungen in USA/Europa/Japan haben ergeben, dass 90% der Sozialaufsteiger an Hochschulen keine ernsthaften Fächer studieren und nur 10% technisch-naturwissenschaftliche, wobei diese 10% von äußerster Wichtigkeit sind. Höhere Schulbildung fällt Kindern aus geistig interessierten und gebildeten Familien naturgemäß um einiges leichter. „Geistmassage" oder das Lernen des Lernens ist gut möglich und eventuell eine gewaltige Hilfe nicht nur für Sozialaufsteiger aus benachteiligten gesellschaftlichen Gruppen. Die traditionelle chinesische Medizin kennt einen Akupunkturpunkt für den, der aus der Provinz in die Großstadt gezogen ist und Schwierigkeiten hat, sich zurechtzufinden, der Punkt Milz-Pankreas 2 = Dadu = Großstadt. Hiermit ist auch der Meridian benannt, der das „Sichzurechtfinden" unterstützt, ein Meridian des mittleren Elements Erde. In der Großstadt sind für viele der Bewohner geistige Aktivität und Beweglichkeit berufsnotwendig. Dabei hilft z. B. auch die Teilnahme am Kulturleben, Kunst, Musik, Literatur usw. Die stofflichen Hilfsmittel zur innerlichen Anwendung müssen „Geistbeweger" sein, aber auch „Geistordner" sowie Mittel zur Verbesserung der Intuition.

59. Die „Massagebürste des Geistes"

Conium dil D12	Schierling
Magnesium silicicum dil D12	Magnesiumsilikat
Manganum phos. dil D12	Manganphosphat
Paris quadrifolia dil D6	Einbeere
Patchouli dil D6	Patschuli
Prunella vulgaris dil D6	Braunelle
Salvia off. dil D6	Salbei
Solanum dulcamara dil D6	Bittersüß
Turnera diffusa dil D4	Damiana
Vanadium dil D12	Vanadium

Mischung zu gleichen Teilen
2 × tgl. 20 Tropfen, eventuell reicht auch 1 ×.

Zusätzlich: Tinktur auf Akupunkturpunkt Dadu (MP 2) an der großen Zehe und LG 20 sowie den 4 Göttern auftragen. Auch die Bachblüte Walnut hilft, Veränderungen annehmen zu können.

Weitere Ursachen für Schulprobleme

Bei Problemem in der Schule oder im Beruf sollte ebenfalls an folgende Ursachen gedacht werden:
▷ Leistungseinschränkung durch ein schlechtes Abwehrsystem, Impfschäden und deren Folgeerscheinungen. Allergien, Neurodermitis können die Lernfähigkeit und die Ausdauer stark einschränken.
▷ Statik der Wirbelsäure: Fehlstellung in der Halswirbelsäure mit den Folgen „leerer Kopf", Schulkopfweh, Probleme mit der Arbeit am Bildschirm, Sehstörungen, Schwindel
▷ Stoffwechsel: Diabetes, Blutzuckerspiegel, Schilddrüsenfunktion, Toxinansammlung durch eine pathologische Darmflora etc. können das berühmte Brett vor den Kopf nageln und rasche Ermüdung bewirken
▷ Arbeits- und Schlafplatz: Lärm, Lüftung, Untergrund
▷ Ernährungsfehler
▷ Bewegung: zuviel, aber auch zuwenig
▷ Atemtechnik: Falschatmung ist extrem häufig.

2.4 Der Geist auf dem Prüfstand

In Prüfungssituationen sind viele von uns in Gefahr, nicht mehr ihren „Mann" stehen zu können, wie man dies in der Zeit des Patriarchats formuliert hat. In Wirklichkeit zeigt die Frau äußerlich bei solchen Anlässen viel mehr Haltung, wobei ihre Versagensangst gewöhnlich größer ist als die des Mannes.
In einer mündlichen Prüfung (jede Prüfungssituation, nicht nur Examen) beobachtet man verschiedene Varianten des Versagens:
▷ Der Betroffene versteht die Fragen der Prüfer aus Nervosität nicht mehr und gibt deshalb falsche Antworten, eventuell folgt sogar ein Ohnmachtsanfall.
▷ Das Hirn ist scheinbar leer. Bei Examen ist das erfolgreich gelernte und verstandene Wissen schlagartig weg (Aurum/Apis regina).
▷ Der Prüfling weiß die Antworten auf die Fragen, ist aber nicht mehr fähig, sie zu formulieren, es kann sein, dass Zunge und Mundmuskeln gelähmt sind.
▷ Der Geprüfte antwortet, aber seine Antworten sind wirr formuliert und verärgern die unerfahrenen Prüfer, die den Kandidaten einfach durchfallen lassen.
Für Situationen dieser Art haben wir recht gute Hilfsmittel, mit denen wir nicht alle, aber die meisten Kandidaten gut unterstützen können.

Kapitel 2 Naturheilmittel – die praktische Anwendung

Die Zahl derer, die wie Donald Duck verbissen gegen eine Welt von Feinden und widrigen Außeneinflüssen ankämpfen, ist recht groß. Eigentlich kann man sich jedoch immer alles mit etwas Lebenskunst wesentlich erleichtern. Humor (das lateinische Wort für Feuchtigkeit, siehe Luftelement und seine Eigenschaften) ist das magische Glättungsmittel:

60. Tränklein gegen den tierischen Ernst

Anis	Anisum
Beifuß	Artemisia vulgaris
Betonie	Stachys off.
Bibernellwurzelpulver	Pimpinella major
Brennnessel	Urtica dioica
Eisenkraut	Verbena officinalis
Patschuli	Pogostemon cablin
Tausendgüldenkraut	Erythraea centaurium

Gleiche Teile zu Tee
Tee süßen und schluckweise trinken bis Wirkung einsetzt.

Der geschockte Prüfungskandidat

Zu große Selbstkritik ist viel häufiger als eine zu schmeichelhafte Vorstellung von den eigenen Kenntnissen. Besonders die intelligenten Prüfungskandidaten glauben oft, sie hätten zuwenig getan und die anderen sind viel besser. Diese Kandidaten neigen zum Perfektionswahn und die Angst vor dem Prüfungstermin nimmt laufend zu.

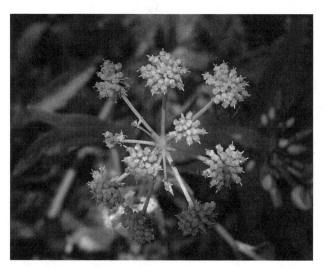

Abb. 2.17 Liebstöckel – die Angst schadet den Nieren (TCM) (Foto Riki Allgeier).

61. Rezept der „Entängstigung"

Bellis dil D3	Gänseblümchen
Cimicifuga dil D6	Silberkerze
Galium dil D6	Waldmeister
Galium verum dil D3	echtes Labkraut
Ferrum magneticum dil D12	Magnetit
Levisticum officinale dil D3	Liebstöckel *(Abb. 2.17)*
Rosa canina dil D3	Hundsrose
Stachys off. dil D3	Betonie
Thymus vulgaris dil D3	Thymian
Turnera diffusa dil D6	Damiana

Mischung aus gleichen Teilen
2 × tgl. 20–30 Tropfen, bei Angstschüben öfter (bis 5 × tgl.) nehmen.

62. Ergänzungsmittel für besonders zart Besaitete

Pharmakolith trit D6 (Fa. Weleda), 2–3 × tgl. eine Messerspitze,
Vivianit trit D6 (Fa. Weleda), 2–3 × tgl. eine Messerspitze.

Bemerkung: Beide Mittel können zusammen verwendet werden.

Lampenfieber

Wenige Menschen leiden vor Prüfungen nicht an Lampenfieber. In der Regel ist es bei den qualifizierten und gut vorbereiteten Kandidaten besonders intensiv. Der Zeitpunkt des Eintretens dieses Phänomens reicht von einem Jahr vor Termin bis zu Minuten vor Prüfungsbeginn. Tritt Prüfungsangst schon längere Zeit vor dem Termin auf, sollte der Kandidat mit den Rezepten Nr. 60 und/oder 61 beginnen.

Zur Behandlung von nervösen Rennpferden (Vollblüter) verwendeten die englischen Homöopathen erstmals im 19. Jahrhundert Argentum nitricum D12 (Silbernitrat). Dies ist das Mittel, wenn die Angst unmittelbar vor dem Auftritt beginnt und wurde auch Schauspielern gerne verschrieben. Mit den steigenden Anforderungen bei Prüfungen, besonders im Medizinstudium, entdeckten die Homöopathen vor gut hundert Jahren die Wirkung von Gelsemium D30 (gelber Jasmin). Eine ungeheure Zahl von Prüfungskandidaten in aller Welt wurde durch dieses Mittel gerettet.

63. Hilfe bei Lampenfieber

Strychninum phosphoricum dil D30 (noch wirksamer als Gelsemium)

Ab Einsetzen 1 × tgl. bis mehrmals (3 ×) tgl. 5 Tropfen

Bei länger dauernder Prüfungssituation Mittel mitnehmen und bei Einsetzen der Angst wieder 5 Tropfen nehmen.

Bemerkung: Mittel nicht spät abends nehmen, für Lampenfieber keine tieferen Potenzen als D30 nehmen.

64. Ergänzungsmittel bei krassen Fällen von Lampenfieber

- Vanilla dil D6: falls die Angst blitzartig auftritt mehrmals täglich 5 Tropfen
- Stannum metallicum dil D12: Wenn der Betroffene eine Rede vor einer größeren Zuhörerschaft halten muss und Angst hat, dass er plötzlich nicht weitersprechen kann; auch bei Angst vor der Fernsehkamera, kurmäßig 1 × tgl. 5 Tropfen, bei Auftritt 3 × tgl. 5 Tropfen
- Lachnanthes tinctoria Urtinktur (Pekana): Wenn die Redehemmung bei öffentlichen Auftritten genommen werden soll, bei Bedarf 10 Tropfen, nicht zu oft wiederholen.
- Psy-stabil (Fertigarzneimittel der Firma Pekana), Anwendung nach Herstelleranweisung
- Horvi-Psy-4 Liquidum (Fertigarzneimittel von Firma Horvi), Anwendung nach Herstelleranweisung

Zu wenig getan

War die Vorbereitung auf die Prüfung aus Zeitmangel oder sonstigen Gründen nicht ausreichend, kann folgendes Mittel helfen:

65. Pallasit trit D6 (Weleda)

3 × tgl. eine Messerspitze

Die Einnahme des Mittels kann übergroße Faulheit oder völliges Fehlen von Wissen nicht kompensieren; es dient dazu, aus dem Vorhandenen in schriftlichen und mündlichen Prüfungen das Beste zu machen *(Abb. 2.18)*.

2.4 Der Geist auf dem Prüfstand

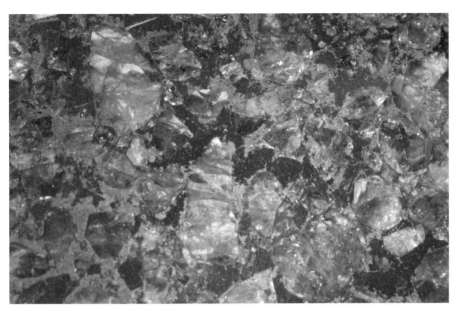

Abb. 2.18
Pallasit (Foto
Olaf Rippe).

Die schriftliche Prüfung

Ein Rezept hierfür soll das logische Denken fördern, die Gedächtnisspeicher öffnen, klar und ruhig machen, aber auch einen intuitiven Aspekt („Riecher") haben, letzteres besonders für die eigentlich sinnloseste und dümmlichste Form der Prüfung, das Multiple Choice Verfahren.

Ich habe in letzter Zeit fast alle Kandidaten in verschiedenen Ausbildungen mit einem scheinbar einfachen Rezept erfolgreich unterstützen können. Es soll das Verstehen der Fragen, die Aktivierung des Gedächtnisses und die Verbindung zwischen logischer Antwort und Gespür für das Ankreuzen des Richtigen verbessern.

66. Hilfe bei der Multiple Choice Prüfung

Calcium fluor. dil D12	Kalziumfluorid
Quarz dil D12	Bergkristall
Terebinthina laricina dil D12	Lärchenharz *(Abb. 2.19)*

3 × tgl. je 5 Tropfen.

Quarz ist ein potenzierter Bergkristall, ein Mittel der linearen, eiskalten Logik (Anregung des Stirnlappen des Neuhirns). Quarz muss durch Kalziumfluorid, ein Mittel der zweidimensionalen Logik (Signatur auf Würfelkristallen gut er-

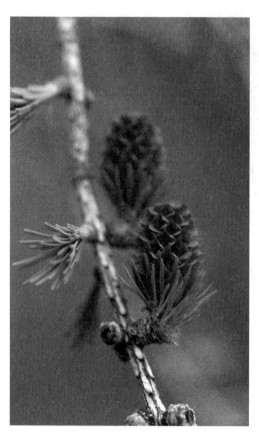

Abb. 2.19
Die Lärche ist ein Geistaufheller (Foto Hertha Amann).

kennbar) ergänzt werden. Letzteres ist ein Mittel des „um die Ecken Denkens" und der erweiterten, nicht linearen Logik. Fluorit regt außer den Stirnlappen die Parietallappen des Neuhirns an – man kann das Ergebnis als Intuition bezeichnen. Es ist eine Entscheidungshilfe, wenn die formellen Informationen nicht ausreichen, besonders um versteckte Kenntnisse aus entlegenen Speichern des Gedächtnisses zu nutzen.

Das Lärchenharz hat mehrere Funktionen: Harze fördern das Vorstellungsvermögen, unterstützen die Zugänglichkeit der gespeicherten Informationen und sind meist stimmungsaufhellend. Ein solcher Zusatz ist bei Rezepten mit höheren Potenzen von Bergkristall wegen der Seelenkälte des Steins immer notwendig, um eventuell bedrohliche Depressionen des Patienten zu vermeiden. Lärchenharz wirkt stark stimmungsaufhellend, die Lärche ist ein Lichtbaum und verbessert die Intuition sehr. Bekommt der Klient schon Kopfweh, wenn er bloß an den durchzuarbeitenden Bücherberg/Aktenhaufen denkt, braucht er nicht nur Geistmittel, sondern auch Stimmungsaufheller und willensstärkende Mittel.

Die mündliche Prüfung

Die Mehrzahl der Examenskandidaten fürchtet mündliche Prüfungen viel mehr als schriftliche, dies auch zu Recht, weil die Anforderungen viel komplexer sind. Der Kandidat muss Kenntnisse haben, diese blitzartig abrufen können, schnell Verbindungen zwischen verschiedenen Details herstellen können, Fallen wittern, wortgewandt sein, einen guten Eindruck machen, die richtigen Klamotten anhaben usw.

2.4 Der Geist auf dem Prüfstand

67. Rezept für die mündliche Prüfung

Ambra dil D8	Ambra
Anethum graveolens dil D6	Dill
Argentum phosphoricum dil D12	Silberphosphat
Turnera diffusa dil D3	Damiana *(Abb. 2.20)*
Hedera helix dil D3	Efeu
Knautia arvensis dil D3	Witwenblume
Manganum phosphoricum dil D12	Mangansulfat
Salvia officinalis dil D3	Salbei
Verbena officinalis dil D6	Eisenkraut
Veronica officinalis dil D6	Ehrenpreis

Mischung aus gleichen Teilen
2 × tgl. 20–30 Tropfen
Einnahmebeginn 14 Tage vor der Prüfung.

Ergänzung: Smaragd trit D6 (Weleda).
Morgens und vor der Prüfung je eine Messerspitze

Bemerkung: Smaragd ist das wichtigste charismatische Mittel.

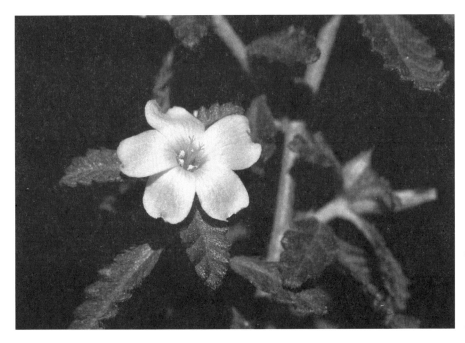

Abb. 2.20
Damiana – ein Mittel der Nächstenliebe (Foto Hertha Amann).

Charisma und das richtige Auftreten

Charismatische Eigenschaften sind eine wesentliche Hilfe beim Umgang mit Prüfern, Kollegen, Vorgesetzten, Behörden, in juristischen Angelegenheiten, beim Umgang mit den lieben Mitmenschen allgemein, wenn man jemand überzeugen will, und auch bei eher banalen Alltagsproblemen, wie einem Vortrag vor großer evtl. kritischer Hörerschaft. Charismatische Fähigkeiten sind nur selten angeboren; sie werden meist durch Übung aufgebaut. Mit unseren Hilfsmitteln ist es fast jedem möglich, sein Charisma zu entwickeln.

Wer Unsicherheit erkennen lässt, ist häufig verloren. In vielen Berufen ist der Konkurrenzkampf gnadenlos und zeigt Tendenz zu weiterer Verschlimmerung. Nervosität, sprachliche Probleme, Stottern, Zwangsbewegungen (z.B. der Hände) werden als Mangel an Kenntnissen und Willensschwäche verurteilt. Nicht nur in der Politik gewinnt dann der raffinierte Blender und Scharlatan, um anschließend verheerende Fehler zu machen.

Richtiges Auftreten schließt Fähigkeit zur sprachlichen Darstellung, eine gewisse Lässigkeit, Humor und Charisma ein. Es ist nicht schwierig, aus Pflanzen oder Homöopathika ein Rezept für richtiges Auftreten zusammenzustellen. Wesentlicher Kern des Rezepts sind die Mittel zum Abbau von Selbstzweifeln (s. dort).

Charisma ist eine Ausstrahlung, die auf andere sympathisch und vertrauenserweckend wirkt. Unter den charismatischen Mitteln sind einige Schilddrüsen-

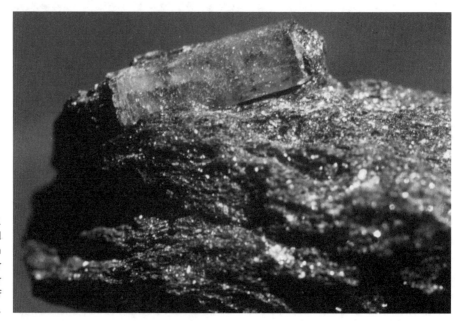

Abb. 2.21 Der Smaragd macht seinen Träger jünger und schöner (Foto Olaf Rippe).

2.4 Der Geist auf dem Prüfstand

mittel, die eine Hyperthyreose normalisieren können, also günstig auf das Vishuddhichakra wirken: Eisenkraut, Stinkender Storchschnabel, Günsel, Ehrenpreis. Astrologisch sind die Mittel verschieden einzuordnen: Eisenkraut (Mars/Jupiter), Storchschnabel (Mars/Venus), Günsel (Merkur/Uranus/Neptun). Weitere Mittel sind Smaragd (Venus/Neptun) und Cuprum arsenicosum (Mars/Venus). Auch Tulsi, Karde, Damiana, Braunelle, Ehrenpreis und Sanddorn zeigen einen charismatischen Einfluss.

Astrologisch müssen wir zur Verbesserung der Austrahlung das 1. Haus und den Aszendent stärken, die Mittel sollten zudem Jupiter- und etwas Merkuraspekt haben. Die Pflanzen mit Uranus/Neptunaspekten haben auch eine günstige Wirkung auf die Chakren Ajna und Sahasvara und hiermit auf den Geist. Sie fördern richtiges Verhalten und reduzieren falsches Verhalten aus karmischen Gründen. Besonders wertvoll sind die Mittel, die eine gesteigerte Wahrnehmungsfähigkeit in Verbindung mit einer charismatischen Aura erzeugen: Thymian, Sternanis, Esche, Ölbaum, Chionanthus (Schneeflockenbaum).

Das Rezept zum richtigen Auftreten muss nicht nach längerer Befragung des Anwenders maßgeschneidert werden, sondern variiert relativ wenig.

68. Charismatisches Tränklein für richtiges Auftreten

Betonie	Stachys off.
Damiana	Turnera diffusa
Eisenkraut	Verbena officinalis
Gänseblümchen	Bellis perennis
Patschuli	Pogostemon cablin
Rosenblüten	Rosa centifolia
Schlüsselblumenblüten	Primula veris
Sternanis	Anisum stellatum

Gleiche Teile zu Tee
ca. ¾ l über den Tag verteilt trinken, einige Tage vor entsprechenden Terminen anfangen, diesen Tee zu Trinken.

Ergänzung: Strychninum phosphoricum dil D30, bei Unsicherheit 1–3 × tgl. 5 Tropfen.

Ein weiteres charismatisches *Ergänzungsmittel* ist: Smaragd trit D6 (Weleda), 1–3 × tgl. eine Messerspitze *(Abb. 2.21)*.

69. Rezept zur Verbesserung der Ausstrahlung

Anisum stellatum dil D6	Sternanis
Cuprum arsenicosum dil D12	Kupferarsenit
Iberis amara dil D12	bittere Schleifenblume
Kalium phos. D12	Kaliumphosphat
Magnesium dil D12	Magnesiummetall
Scutellaria lateriflora dil D6	Sumpfhelmkraut
Thymus vulgaris dil D6	Thymian
Turnera diffusa dil D6	Damiana
Valeriana dil D4	Baldrian
Verbena off. dil D4	Eisenkraut

Mischung aus gleichen Teilen
kurmäßig 2 × tgl. 20 Tropfen über 6 Wochen,
vor Auftritten, die Charisma erfordern 2 × hintereinander im Abstand von 1–2 Stunden jeweils 25 Tropfen einnehmen.

„Löcher in der Aura"

Dies ist eine Sonderform des Energiemangels. Der Betroffene ist gewöhnlich schlank, zart, gerne auch ängstlich. Instinktstarke, aggressive Mitbürger merken die Auraschwäche und vergewaltigen diese Opfer im weitesten Sinn, körperlich wie geschäftlich, machen ihren Opfern ein X für ein U vor, beuten sie in jeder Form aus usw. Medizinisch besteht eine Beziehung zwischen Auraschwäche und Anämie, Hypotonie und Abwehrschwäche gegen Viren. Auch die Lunge als Inkarnationsorgan zeigt Schwächeerscheinungen. Der Hellsichtige sieht, dass die Aura dünn ist und „Löcher" zeigt. Der Eigner einer solchen Aura muss in erster Linie lernen, „Nein" sagen zu können; dies ist der Grund, warum ein Rezept zur Aurastärkung in diesem Buch angegeben wird.

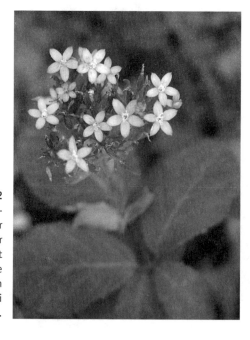

Abb. 2.22 Tausengüldenkraut – der Abhärter für alle, die nicht in diese böse Welt passen (Foto Riki Allgeier).

2.4 Der Geist auf dem Prüfstand

Die Aura hat etwas mit dem zu tun, was man Seele nennt. Man kann hierzu auch Psyche sagen. Die Seele wird traditionell mit dem Thorax identifiziert, in dem sich als Organe Herz, Lunge und Thymus befinden (Thymus gr. = Wille). Stoffe, die Herz, Lunge und Thymus stärken kommen (teilweise) als Aurastärker in Frage. Der Ayurveda hält das Herz für den Sitz von Anahatachakra, das der Sonne unterstellt ist. Astrologisch sind wichtige Auramittel der Sonne unterstellt (diese sind unentbehrlich), aber auch Merkur, Venus, Mars und Jupiter. Venus/Jupiter und Venus/Marsmittel sind zu empfehlen.

Der Auraschwache ist zart besaitet, schüchtern und sendet oft das Signal „tut mir nichts, dann tu ich euch auch nichts" aus. Dies erkennt der „böse Bube" auf der Suche nach Opfern. Mobbingopfer sind stets auraschwach.

70. „Der Aurakitt"

Acidum chromicum dil D12	Chromsäure
Angelica dil D6	Engelwurz
Antimonium arsenicosum dil D12	Antimonarsenit
Centaurium dil D3	Tausendgüldenkraut *(Abb. 2.22)*
China dil D6	Chinarinde
Cnicus benedictus dil D3	Benediktenkraut
Knautia arvensis dil D3	Witwenblume
Lythrum salicaria dil D3	Blutweiderich
Marrubium vulgare dil D3	Andorn
Origanum dil D3	Dost
Taxus baccata dil D4	Eibe
Veronica off. dil D3	Ehrenpreis

Mischung zu gleichen Teilen
kurmäßig über 6 Wochen 2 × tgl. 20 Tropfen einnehmen, danach gelegentlich wieder einnehmen (2 × wöchentlich).

Zusatz: ab und zu 1 TL dem Badewasser zusetzen.

Die Selbstsicherheit – oder Hochmut kommt vor den Fall
Selbstsicherheit bewirkt ruhiges, und bestimmtes, sympathisches Auftreten, das überzeugend wirkt, und ist in kritischen Situationen aller Art von großem Nutzen. Das folgende Rezept verbessert die Einstellung zum eigenen Ich, was das Gegenüber auch sofort merkt.

71. Rezept der Selbstsicherheit

Aurum arsenicosum dil D12	Goldarsenit
China dil D6	Chinarinde
Cuprum phos. dil D6	Kupferphosphat
Hyssopus dil D6	Ysop
Iberis amara dil D6	bittere Schleifenblume
Kalium carb. dil D12	Kaliumkarbonat
Linaria dil D3	Leinkraut
Mephitis dil D12	Stinktier
Thymus serpyllum dil D3	Quendel
Verbena dil D6	Eisenkraut

Mischung zu gleichen Teilen

Vor Prüfungssituationen einige Tage 1–2 × tgl. 15 Tropfen, nicht spät abends nehmen.

Kurmäßig 3 × wöchentlich 20 Tropfen, um die Selbstsicherheit aufzubauen. Die Kur sollte über 8 Wochen durchgeführt werden.

Zusatz: Die Verwendung von aromatischen Gewürzen, wie beispielsweise Sternanis, Anis, Zimt, Muskat etc. wird empfohlen.
Vivianit trit. D10 vermittelt zusätzlich die nötige, ruhige Kraft.

Bemerkung: Nach Meinung der Psychologie geht ein Minderwertigkeitskomplex in der Regel irgendwann in einen Überwertigkeitskomplex über, der sich als Hochmut manifestiert. Das oben genannte Rezept lässt sich auch zur Behandlung von Hochmut anwenden, allerdings in niedrigerer Dosierung: 2 × wöchentlich nur 10 Tropfen. Auch das Einreiben der Tropfenmischung in die Ellenbeuge kann Hilfe bringen. Die zusätzliche Verwendung von Damiana (Turnera diffusa) wird hierbei dringend empfohlen.

Der „Schnellspanner"

Die Eigenschaft, geistig flink und beweglich zu sein hat wenig mit hoher Intelligenz oder schöpferischen Fähigkeiten zu tun, eher schon mit der Fähigkeit, auf andere zugehen zu können. Für gutes Abschneiden in mündlichen Prüfungen, Geschicklichkeit bei schwierigen Sachdiskussionen oder Auftreten als Redner ist es von großem Wert, neben einer vorteilhaften Ausstrahlung den Geist schnell umschalten zu können.

2.4 Der Geist auf dem Prüfstand

Das Rezept ist unter anderem zum kurmäßigen Gebrauch für diejenigen gedacht, die sich mit der Wortgewandtheit schwer tun (sechswöchige Kur), sowie zur Einnahme vor Terminen, bei denen der Betroffene geistig brillieren muss.

72. Rezept für sofortiges Umschalten

Ammonium vanadinicum dil D12	Ammoniumvanadat
Artemisia vulgaris dil D6	Beifuß *(Abb. 2.23)*
Buxus sempervirens dil D6	Buchsbaum
Cimicifuga dil D6	Silberkerze
Eleutherococcus senticosus Urtinktur	Taigawurzel
Geum urbanum dil D3	Nelkenwurz
Lavandula dil D6	Lavendel
Manganum phosphoricum dil D12	Manganphosphat
Valeriana officinalis dil D6	Baldrian
Zincum phosphoricum dil D6	Zinkphosphat

Mischung aus gleichen Teilen
morgens und nachmittags 20–30 Tropfen, vor Terminen 2 × nehmen, bei längerem Termin nochmal

Weitere Mittel des schnell Schaltens: Manganum aceticum, Vanadium, Zink, Zincum phos, Magnesium, Kalium phos. Uranuspflanzen können verwendet werden: Günsel, Ehrenpreis, Akelei, Blaue Enzianarten, Fingerhut, Digitoxinum D12, Muskatellersalbei, Witwenblume, Schierling, daneben auch Baldrian in nicht zu tiefen Potenzen, China, Kalmus, Centella, Engelwurz, Kerbel. Metalle und ihre Salze werden hierbei vorzugsweise in D12 verwendet (doch ist dies kein Muss), Pflanzen in der Urtinktur bis D6.
Zwischen den Mitteln für geistige Beweglichkeit und Gedankentiefe

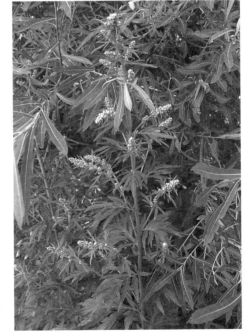

Abb. 2.23
Die Beifußblüte – für schnelles, unkonventionelles Denken (Foto Riki Allgeier).

sind erhebliche Unterschiede, die aber nicht unüberwindliche Hindernisse darstellen. Ein Mittel hierfür ist Lapis Lazuli.

Das Vorstellungsgespräch

73. Rezept für das Vorstellungsgespräch

Achillea millefolium dil D6	Schafgarbe
Bellis perennis dil D6	Gänseblümchen
Cobaltum dil D12	Kobalt
Gelsemium dil D	gelber Jasmin
Hyssopus dil D6	Ysop
Manganum phos. dil D12	Manganphosphat
Pimpinella dil D6	Bibernelle
Prunella vulgaris dil D6	Braunelle *(Abb. 2.24)*
Prunus spinosa dil D6	Schlehenblüte
Verbena off. Dil D3	Eisenkraut

Mischung zu gleichen Teilen
Einige Tage vor dem Termin 2 × tgl. 20 Tropfen einnehmen. Am Tag des Gesprächs, falls möglich 2 × tgl. im Abstand von mindestens 1 Stunde 20 Tropfen.

Zusatz: Eine Handvoll Rosenblüten in die Taschen stecken, sichert das Charisma beim Auftritt.

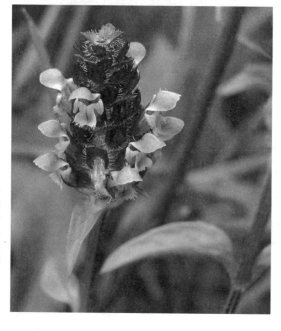

Abb. 2.24 Die Braunelle wirkt an der Schnittstelle von Geist und Seele (Foto Riki Allgeier).

2.4 Der Geist auf dem Prüfstand

Behördengang

Das krebsartige Wuchern der Bürokratie und damit die zunehmende Zahl unvermeidlicher Behördengänge sind jedem bekannt. Mit einer Mischung aus Angst und Wut auf dem Amt vorzusprechen ist nicht günstig. Die richtige Einstellung ist es, die Hanswurstiaden der Bürokratie und ihre Machtrituale komisch zu finden, sich das aber nicht anmerken zu lassen. Unser Klient soll geistig beweglich und schlau sein und darüber hinaus einen sympathischen, vertrauenserweckenden Eindruck machen.

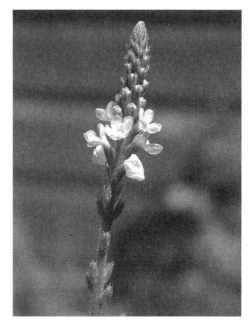

Abb. 2.25 Eisenkraut macht sympathisch (Foto Riki Allgeier).

74. Mittel für den Behördengang:

Cuprum oxydatum nigrum dil D6	schwarzes Kupferoxydat
Gentiana cruciata dil D3	Enzian
Knautia arvensis dil D3	Witwenblume
Manganum peroxydatum dil D6	Manganperoxydat
Mephitis dil D12	Stinktier
Rosa canina dil D3	Hundsrose
Stachys dil D3	Betonie
Sumbulus moschatus dil D3	Sumbul
Turnera diffusa dil D3	Damiana
Verbena officinalis dil D3	Eisenkraut *(Abb. 2.25)*

Mischung aus gleichen Teilen
Einnahmebeginn einige Tage vor Termin 2–3 × tgl. 20–30 Tropfen.

Anmerkung: auch für Vorladungen, bei denen man Rede und Antwort zu stehen hat, Gerichtsverhandlungen und dergleichen.

Ergänzung: Hilfssteine sind Olivin (dunkelgrünen verwenden) und Rosenquarz, Olivin in die linke Tasche, Rosenquarz in die rechte. Auch Ketten sind geeignet.

Das Mineral Olivin, auch Peridot oder Chrysolith genannt, ist ein Magnesium-Eisen-Silikat und hat noch eine weitere interessante Eigenschaft: In homöopathischer Zubereitung innerlich genommen, schärft es das Vermögen, einen juristischen Text zu durchschauen. Man kann damit raffinierte Fallen in scheinbar einfachen klaren Verträgen ausfindig machen. Dies gilt übrigens auch bei Vorliegen solider juristischer Kenntnisse bei der Person, die den Vertragstext begutachten muss.

> **75. Rezept des juristischen Durchblicks**
>
> Chrysolith trit D30 (Weleda) 50 g
>
> Bei juristisch orientierter Tätigkeit 1–3 × tgl. eine Messerspitze
>
> *Bemerkung:* Chrysolith nicht zur Dauerbehandlung verwenden. Bei Notwendigkeit häufigeren Gebrauchs mehrtägige Pausen einlegen. Die Wirkung beginnt $1/2$ Stunde nach Einnahme, ist nach einer Stunde voll entwickelt und hält mindestens 4 Stunden an.

2.5 Der Geist und die Kommunikation

Die Stimme

Der Geist muss Gelegenheit haben, sich mitzuteilen. Dies kann er mit der Stimme tun, durch schriftliche Auslassungen oder vielleicht auch mittels Telepathie. Letztere ist auf Ausnahmen und Ausnahmepersonen beschränkt – bleiben also schriftliche und mündliche Mitteilung. Die mündliche Mitteilung ist der alltäglich Informationsweg. Die Zahl derer, die sich beim Sprechen schwer tun, ist recht groß. Hemmnisse sind in der Regel psychische Barrieren, teils von vorne herein vorhanden, teils durch bittere Erlebnisse aufgebaut. Zur Behandlung gibt es recht viele Möglichkeiten, Schulung kann Wunder wirken. Die Stimme soll klar sein, weder zu laut, noch zu leise, das Sprechen nicht zu hastig, die Sätze möglichst klar und einfach, der Vortrag nicht zu lang, nicht zu sehr von tierischem Ernst erfüllt usw. Der Sprechende soll Charisma ausstrahlen, also sympathisch wirken und möglichst überzeugend zum gesprochenen Wort kommen. Wortlose Mitteilungen, auch Aussehen; Bewegungen, Kleidung gehen in das Urteil ein genau wie Ort und Zeitpunkt des Gesprächs/des Vortrags. Wir stehen also bei der Konstruktion eines Rezepts zur Verbesserung der mündlichen Mitteilungsfähigkeit vor einem überraschend großen Problemkomplex.

2.5 Der Geist und die Kommunikation

Eines der Chakren (Energiezentren) der ayurvedischen Medizinphilosophie ist für die Kommunikation zuständig, dies ist Vishuddhi, das Halschakra, das dem Planeten Merkur unterstellt ist. Dort sind Kehlkopf, Stimmbänder und Schilddrüse. Mittel, die auf diese Organe wirken, sind unter anderem auch Mittel der Stimme. Wenn diese Stoffe im Arzneimittelbild eine günstige Wirkung auf die Psyche zeigen, z.B. „Entängstigung", Entschlussfreudigkeit usw., umso besser.

76. Rezept für die Stimme

Agrimonia eupatoria dil D3	Odermennig
Camphora monobromata dil D6	Bromkampfer
Cocculus dil D12	Kokkelskörner
Cuprum aceticum dil D12	Kupferazetat
Geranium robertianum dil D3	Storchschnabel
Glechoma hedercea dil D6	Gundermann
Phytolacca dil D6	Kermesbeere
Prunella vulgaris dil D12	Braunelle
Sisymbrium dil D3	Wegrauke
Zincum phos. dil D12	Zinkphosphat

Mischung aus gleichen Teilen
2–3 × tgl. 20 Tropfen kurmäßig über 6 Wochen anwenden

Zusatz: Tee aus gleichen Teilen von Storchenschnabel (Geranium robertianum) und Odermennig (Agrimonia eupatorium). Das Gurgeln mit diesem Tee kräftigt den gesamten Sprechapparat.

Zusatz: Bronchi/Plantago glob (Wala).

Der Mund, die schärfste Waffe des Menschen – oder der Überlebensfaktor Beredsamkeit

Zum „Überleben" in unserer Gesellschaft sind nicht Muskelberge, Schießprügel, sportliche Hochleistungen etc. nötig, sondern ganz andere Dinge. Wissen ist nicht schlecht, muss aber genutzt werden. Intelligenz muss nicht gewaltig sein. Geduld, Ausdauer, Zuverlässigkeit, angenehmes Wesen machen sich sehr bezahlt. Unbedingt notwendig ist aber eine geschickte Selbstdarstellung. Das unter den Scheffel gestellte Licht interessiert niemanden. Die Sprache ist Angriffs- wie Verteidigungswaffe, sie kann uns Feinde aber auch Freunde verschaffen. Kommunikation ist genauso wichtig wie produktive Leistungen.

Viele Menschen, die gut denken oder schreiben können, tun sich beim gesprochenen Wort viel schwerer.

Folgende Punkte gehören zur Beredsamkeit
- ausreichende Kenntnisse über das Thema
- die richtige Technik des Sprechens
- klare Strukturierung des Gesagten
- die Fähigkeit, sich klar und deutlich auszudrücken
- allgemein das Talent, Aussagen gut vermitteln zu können
- Vermittlung des Eindrucks, dass man vom Gesagten überzeugt ist
- Die genaue Dosis „Blabla", um das Gesprochene verdaulicher zu machen
- charismatisches Auftreten.

77. Rezept der Beredsamkeit

Eleutherococcus senticosus dil D3	Taigawurzel
Galbanum dil D12	Galbanum
Gentiana cruciata dil D3	Enzian, kreuzblättriger
Gelsemium dil D30	gelber Jasmin
Hydrocotyle asiatica dil D3	Tigerkraut
Lachnanthes tinctoria dil D3	Wollnarzisse
Magnesium sulfuricum dil D12	Magnesiumsulfat
Manganum metallicum dil D12	Mangan
Patchouli dil D6	Patschuli
Stannum metallicum dil D12	Zinn

Mischung aus gleichen Teilen
einige Tage vor Termin mit 1 × tgl. 20–30 Tropfen beginnen, am Termin 2 × einnehmen.

Bemerkung: kann auch kurmäßig verwendet werden, dann 6 Wochen 1 × tgl. 20–30 Tropfen.

Die Fähigkeit, mit vielen Worten nichts zu sagen, gehört zu den beruflichen Anforderungen bei bestimmten Tätigkeiten. Ich denke an Politiker, Prediger, Public-Relationleute und Pressestellen. Mit der Notwendigkeit, zu schwafeln, kann jeder plötzlich konfrontiert werden. Das Rezept soll eine sanfte Gehirnwäsche bei den Zuhörern bewirken. Nicht geeignet ist es zum Überstehen einer mündlichen Prüfung bei schlechten Kenntnissen, weil die Prüfer zu versiert sind, um „überlistet" zu werden.

2.5 Der Geist und die Kommunikation

78. Rezept der vielen Worte – das „Bla-Bla-Rezept"

Acorus calamus dil D3	Kalmus
Calcium fluoratum dil D12	Kalziumfluorid
Cuprum metallicum dil D12	Kupfer
Digitoxinum dil D12	Fingerhutwirkstoff
Knautia arvensis dil D3	Witwenblume
Lavandula dil D6	Lavendel
Menyanthes dil D6	Fieberklee
Nux moschata dil D6	Muskatnuss
Teucrium scorodonia dil 3	Salbeiblättriger Gamander
Verbena officinalis dil D3	Eisenkraut

Mischung aus gleichen Teilen
Anwendung wie beim Rezept der Beredsamkeit Nr. 77.

Reden und Zuhören – oder wie man kommuniziert

Kommunikation ist in jeder Gesellschaft überlebensnotwendig; der Mensch ist ein sprechendes Tier. Sie besteht aus zwei Abläufen, die sich zeitlich abwechseln: Aufnahme der Information und Abgabe derselben. Probleme bei der sprachlichen Verständigung haben Folgen im Beruf wie im Privatleben und im Umgang mit Machthabern, Chefs, Behörden etc. Jeder von uns muss Zuhören lernen. Zum Lernen, Begreifen von Realitäten und Situationen ist diese Fähigkeit unentbehrlich. Nicht nur die Heilberufe leben weitgehend davon. Zuhörenkönnen erfordert die Kenntnis der Sprache, einen ausreichenden Wortschatz und ein Minimum an Bildung und Lebenserfahrung.

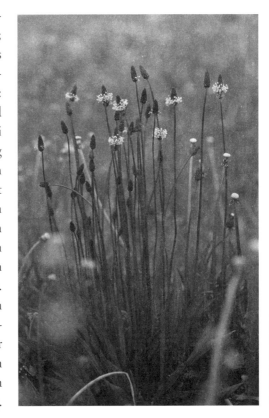

Abb. 2.26 Spitzwegerich für alle rythmischen Vorgänge (Foto Hertha Amann).

Das Zuhörenkönnen ist erlernbar. Dabei hat man auch sehr gute Chancen, die eigenen Vorurteile abzubauen. Zuhören ist keineswegs nur ein passiver Prozess, besonders wenn man Gelegenheit hat, Zwischenfragen zu stellen.

79. Rezept der Kommunikation

Baptisia dil D12	wilder Indigo
Bellis perennis dil D6	Gänseblümchen
Conium dil D12	Schierling
Corallium rubrum dil D12	rote Koralle
Crotalus dil D15	Klapperschlange
Cuprum met. Dil D12	Kupfer
Plantago major dil D6	Spitzwegerich *(Abb. 2.26)*
Rosa canina dil D6	Hundsrose
Stibium sulfuratum nigrum dil D12	Grauspießglanz
Turnera diffusa dil D6	Damiana

Mischung aus gleichen Teilen
als Kur 6 Wochen lang alle 2 Tage 20 Tropfen einnehmen.

Die Ausrede – oder wie man erfolgreich schwindelt

Wer glaubt im Beruf- oder Privatleben immer die Wahrheit sagen zu können, hat nicht ausreichend Lebenserfahrung. Das „Rezept der zehntausend Ausreden" soll Sie befähigen, sich bei Kritik blitzartig zur Wehr setzen zu können und zwar in glaubhafter Form. Die ideale Ausrede ist zwar bizarr und weit hergeholt, klingt aber durchaus vernünftig. Die Nachprüfung der guten Ausrede soll so aufwendig sein, dass die Wahrheit, falls überhaupt, zu spät aufgedeckt wird. Die Rezeptur soll schnelles Reagieren, Beredsamkeit und Glaubwürdigkeit bewirken. Kurmäßiger Gebrauch des Rezepts ist für Personen in der Öffentlichkeitsarbeit, Public Relations, Politiker und Pressesprecher gedacht. Vielleicht sollten Sie das Rezept vorrätig halten, um es als Notfalltropfen nutzen zu können.

80. Tee der zehntausend Ausreden

Bohnenkraut	Satureja hortensis
Eisenkraut	Verbena officinalis
Lorbeerblätter	Laurus nobilis
Majoran	Origanum majorana

Rosenblüten	Rosa centifolia
Schlüsselblumenblüten	Primula veris
Ysop	Hyssopus officinalis

1 Prise Muskatnuss/pro Tasse, 1 Prise Sternanis/pro Tasse zusetzen
gleiche Teile zu Tee, 1–3 Tassen am Tag, mit Honig süßen, nicht spätabends trinken.

Bringen Sie Ihre Ausrede ganz ruhig vor, nicht empört oder mit nervösem Kichern oder treuherzigem Augenaufschlag.

Small-Talk

Ich hatte öfter Klienten, die aus beruflichen Gründen Parties besuchen müssen. Dort steht man herum, in der Hand ein Glas ungenießbaren Schaumweins und plaudert freundlich mit Leuten, die oft unsympathisch und unwissend sind. Manche Leute können diese Form der Geselligkeit nur mit starken Tranquillizern durchstehen. Nachfolgend ein Rezept, um auf Psychopharmaka verzichten zu können und trotzdem mit vielen Worten nichts zu sagen. Das Rezept ist nicht identisch mit Rezepten für die mündliche Prüfung oder das Vorstellungsgespräch.

81. Das Small-Talk Rezept

Aqua marina dil D6	Meerwasser
Hedera helix dil D6	Efeu
Hydrocotyle asiatica dil D6	Tigerkraut
Linaria dil D3	Leinkraut
Magnesium peroxydatum dil D12	Magnesiumperoxid
Mephitis dil D12	Stinktier
Salvia sclarea dil D3	Muskatellersalbei
Thymus serpyllum dil D3	Quendel
Turnera diffusa dil D6	Damiana
Verbena off. dil D3	Eisenkraut

Mischung aus gleichen Teilen
2 × tgl. 20–30 Tropfen, einige Tage vor dem betreffenden Ereignis mit Einnahme beginnen, am Termintag mehrmals einnehmen.

2.6 Der Geist im Beruf

2.6.1 Der „Schöpfergeist"

Der Tag- Nacht-Rhythmus und das Schöpferische

Der Mensch ist ein reines „Tagtier" wie seine Verwandten, die Affen. Nachts zu arbeiten, ist nicht ratsam, besonders nicht, falls man es regelmäßig macht. Für die Intuition und damit auch für schöpferisches Arbeiten ist aber die Mondkraft astrologisch betrachtet unbedingt notwendig, weshalb viele Künstler, speziell Schriftsteller, gerne unter dem Licht der Nacht, dem Mond, tätig werden. Wir müssen, um das schöpferische Arbeiten anzuregen, nach Mitteln suchen, die die Mondkraft auch tagsüber vermitteln können. Das folgende Rezept ist in erster Linie als Ergänzung zu weiteren, die Schöpferkraft anregenden Rezepten gedacht.

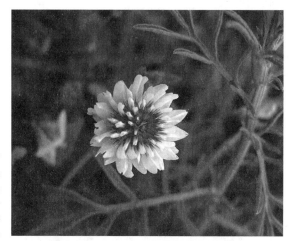

Abb. 2.27 Der Weißklee bringt Hilfe aus dem Unbewussten (Foto Riki Allgeier).

82. Der Schöpfergeist

Ambra dil D6	Ambra
Argentum colloidale dil D12	Silber
Asterias rubens dil D12	Seestern
Cimicifuga dil D12	Silberkerze
Conyza canadensis dil D6	kanadisches Berufskraut
Equisetum arvense dil D12	Ackerschachtelhalm
Oxalis dil D6	Sauerklee
Patchouli dil D6	Patschuli
Polygonatum vulgare dil D6	Salomonsiegel
Trifolium repens dil D6	Weißklee *(Abb. 2.27)*

Mischung aus gleichen Teilen
2 × tgl. 20 Tropfen, z.B. einmal vormittags, einmal nachmittags.

Zusätzlich: Opal D6 mehrmals täglich 5 Tropfen.

Bemerkung: Arbeiten möglichst in ruhiger Umgebung.

Der Enthusiasmus, das Geistfeuer

Für die antiken Völker ist der „heilige Wahnsinn", der griechische Begriff bedeutet Besessenheit durch eine Gottheit, die Wurzel des Schöpferischen. In den Dialogen Platons sagt Sokrates, wenn man Künstler (Technites) fragt, wie sie auf ihre Kreationen gekommen sind, würde ihnen keine Antwort einfallen. Der Enthusiasmus schafft also etwas aus dem Nichts. Für geistige Leistungen, nicht nur in der Kunst, sondern auch in Technik, Wissenschaft und Wirtschaft ist er eine Gottesgabe, insbesondere, wenn er den Bezug zur Realität nicht verliert. Der Elementenbezug des Enthusiasmus ist das Feuer; der des Realismus die Erde; die besten Mittel zur Unterstützung des Enthusiasmus müssten also Feuermittel mit Erdaspekt sein.

Das Geistfeuer im Wein

Das Feurige wird scharf schmecken, dies gilt auch für den Weingeist. Ein alchimistischer Kunstgriff zur Verstärkung dieses Feuergeists ist die Destillation. Durch die Destillation werden der alchimistische Merkur und auch die Kraft des Planeten Merkur verstärkt. Dies erklärt auch den wirtschaftlichen Erfolg der verschiedenen Handelsprodukte des Typs Melissengeist, von denen hauptsächlich Menschen in der zweiten Lebenshälfte „be-geistert" sind. Auch die Rezeptierung dieser Zubereitungen, die aus der Klostermedizin stammen, ist höchst aufschlussreich. Eine Mischung von Gewürzen, astrologisch der Sonne unterstellt, mit Melissentinktur (Venus, Erde) und einigen Wurzeln (Erde), die ebenfalls der Sonne unterstellt sind (Engelwurz, Enzian, Alant) wird behutsam destilliert. Viel einfacher sind Weinzubereitungen vom Sherrytyp. Diese werden im Soleraverfahren (Spezialhefe) durch Reifung in Wärme und unter Luftzufuhr hergestellt und mit Alkohol, der aus demselben Wein destilliert wurde, aufgespritzt. Diese Weinprodukte enthalten 15–24 % Ethanol. Es wird berichtet, die Hersteller von Spitzensherrys, die täglich ihr eigenes Produkt trinken, hätten eine extrem hohe Lebenserwartung. Der Enthusiasmus scheint lebensverlängernd zu sein, wie auch die reichliche Verwendung von warm schmeckenden, aromatischen Gewürzen. Die Lebenserwartung von Künstlern und Ausübenden von Geistberufen (Wissenschaftler, Mathematiker, Philosophen) ist teilweise extrem hoch.

Das Schöpferische ist heißer Natur. Schöpferisches braucht einen Überschwang von Feuer und Luft. Es besteht ein Unterschied zwischen den Schöpferkräften, die diesen Elementen zugeordnet sind: schöpferisches Feuer entspricht dem Enthusiasmus, Luft aber führt zu Ideen der mehrdimensionalen Logik, die scheinbar alogisch eigentlich aber durch logische Denkschritte zu erzielen sind. Das Luftelement ist nach anthroposophischer Sicht für dichterische Leistungen zuständig.

Die kalten Elemente sind für intellektuelle Leistungen zuständig, die im Grunde unschöpferisch sind. Das Erdelement ist kalter Verstand, der seine logischen Überlegungen für die Beschreibung der Wirklichkeit hält – der dialektische Materialismus der Naturwissenschaften. Das passive Element Wasser führt gerne zur Hilflosigkeit gegenüber den Kräften der Realwelt; fördert aber gleichzeitig das Einfühlungsvermögen gegenüber Impulsen aus der Umwelt (griechisch: Aisthesis = Wahrnehmung, dieses ist eingedeutscht im Fremdwort Ästhetik). Künstler aller Art sind den schönen und weniger schönen Folgen dieser „Gabe" ausgesetzt.

Kreativität

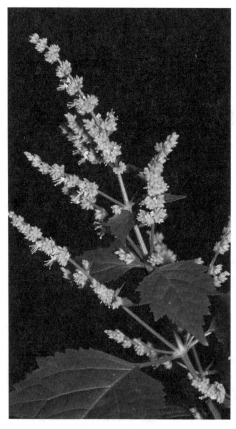

Abb. 2.28 Patschuli integriert Verstand und Gefühl (Foto Hertha Amann).

Zum kreativen Schaffen sind an sich alle vier Geistesqualitäten in harmonischer Verbindung notwendig, wobei ihr Verhältnis untereinander je nach Ziel sehr verschieden sein kann (die Beziehung zwischen den Geistesqualitäten und den Elementen ist weiter vorne ausführlicher dargestellt).

▷ Feuer entspricht der Intuition und bringt die Eingebungen.
▷ Luft entspricht der Inspiration und bringt die Befähigung zur Schriftstellerei, Wissenschaft und Philosophie.
▷ Wasser entspricht der Imagination und bringt die künstlerischen Fähigkeiten.
▷ Erde entspricht dem Intellekt und befähigt zu Tätigkeiten in orthodoxen Bereichen der Wissenschaft sowie Technik, Wirtschaft und Staatswesen.

Für die Kreativität von besonderer Bedeutung ist das Luftelement. Der vor Ideen sprühende Mensch, der aus Nichts etwas Neues, sich Verbreitendes schafft, ist ein Lufttyp, wobei etwas Feuer/Intuition und etwas Wasser/Imagination hinzukommen sollten. Das Erdelement Intellekt braucht der schöpferische Mensch dann, wenn es an die Vermarktung seines Geistprodukts geht und er bei Vertragsabschluss nicht über den Tisch gezogen werden will.

83. Trank der Kreativität

Alantwurzelpulver	Inula helenium
Anis	Anisum
Dillkraut	Anethum graveolens
Ehrenpreis	Veronica officinalis
Majoran	Origanum majorana
Patschulikraut *(Abb. 2.28)*	Patchouli
Rosenblüten	Rosa centifolia
Ysop	Hyssopus officinalis

Gleiche Teile zu Tee
Der Kräutermischung einen gestrichenen Teelöffel Kardamonpulver zusetzen. 2–3 Tassen pro Tag oder im Lauf des Tages schluckweise trinken, nicht abends, Tee soll gesüßt werden.

Kur: 2–6 Wochen, aber kein Dauergebrauch.

Der Geistesblitz

Zur Erzeugung origineller Einfälle wird das gesamte Gehirn benötigt, beide Hemisphären und das Stirnhirn, der Sitz der Ratio. Die Ausschaltung der rechten Gehirnhälfte würde beim Rechtshänder zum Beispiel jegliche künstlerische Fähigkeit auslöschen. Die Parietallappen als Zone der Empfindungen (seelische Prozesse) müssen einwandfrei über Assoziationsbahnen verbunden sein. Die in der Großindustrie vertretene Meinung, dass z.B. Wissenschaftlern ab 50 nichts mehr einfällt, beruht auf völliger Unkenntnis der Wirklichkeit, kombiniert mit einer völlig falschen Auswahl der Mitarbeiter. Der junge Mensch ist „jung und dumm", er muss erst das Arbeiten lernen und Kenntnisse wie berufliche Erfahrungen sammeln. Naturgemäß wirkt der physiologische Verfall der Verbesserung der geistigen Fähigkeiten entgegen, doch lässt er sich mit geeigneten Methoden aufhalten. Das Gehirn ist ein Organ, das durch Training funktionell ungeheuer verbessert werden kann. Training bedeutet hier die Beschäftigung mit geistigen Dingen. „Studium" (lat. Eifer), ausdauernde, abwechslungsreiche Betätigung, auch Meditation eröffnen wohl Assoziationsbahnen.

Alle Teile des Gehirns sind miteinander verbunden. Ernste Schäden am Stammhirn/Hirnstamm/Kleinhirn, den urtümlichen Teilen des Zentralnervensystems schädigen die Funktion des Neuhirns. Die Zerebralsklerose lässt die Hirnzellen regelrecht verhungern. Negativ wirken hier evtl. auch Medikamente zur Blutdrucksenkung. Ist das Hirn unzureichend versorgt, zeigt sich ein rasant ablaufender Alterungsprozess des Organismus. Der Sauerstoffbedarf von Nervengewebe ist hoch, daher schädigt Sauerstoffmangel (auch beim Tieftauchen oder Hochgebirgsklettern) das Gehirn sehr.

Der Bürokrat im Amt braucht keine „Einfallsmittel". Die Klischeevorstellung eines Beamten hat ab 50 Narrenfreiheit und sitzt die Jahre bis zur Pensionierung ab. Dieser Menschentyp hat aber immerhin den Instinkt, sich eine sichere Zuflucht gesucht zu haben, hat also eine klare Vorstellung von seiner verminderten Fähigkeit zu besonderen intellektuellen oder künstlerischen Leistungen.

84. Rezept der Geistesblitze

Acorus calamus dil D6	Kalmus
Artemisia vulgaris dil D6	Beifuß
Cimicifuga dil D6	Silberkerze
Equisetum arvense D12	Ackerschachtelhalm
Galbanum dil D12	Galbanum
Centella dil D6	Tigerkraut
Magnesium metallicum dil D12	Magnesium
Quarz dil D12	Bergkristall
Veronica officinalis dil D6	Ehrenpreis
Zincum phos. dil D12	Zinkphosphat

Mischung aus gleichen Teilen
1–2 × tgl. 30 Tropfen in etwas Wasser.

Der Erfindergeist

Das Sternzeichen der Ideen ist der Wassermann, das Zeichen der schöpferischen Chaoten. Element ist die Luft, heiß und feucht, für die Anthroposophen das Element der Inspiration. Planeten sind Merkur und Uranus, wobei es besonders von Vorteil ist, wenn diese Aspekte zueinander haben. Ein Merkur-Saturnwinkel ist nicht schlecht, um dem quecksilbrigen Denken Merkurs Tiefe und Solidität zu verpassen. Merkur ist Herr im Zeichen Zwillinge, dem der intellektuellen Skepsis. Wir brauchen deshalb auch ein Element der Begeisterung, wie es sich im Feuerzeichen Schütze manifestiert. Vielleicht ist auch etwas aus den festen Feuerzeichen Löwe und dem Wasserzeichen Skorpion (intuitives Auftreten sowie Eindringen/Einweihung) vorteilhaft. Man kommt so auf die Feuer-Wassermittel, eine „verbotene" Elementenverbindung. Repräsentant ist die Rose, ein ganz besonderes Heilmittel. Die „verbotene" Verbindung Erde-Luft ist oben schon bei der Verbindung Merkur und Saturn erwähnt worden. Repräsentanten für diese Verbindung sind die Umbelliferen mit hohem Stängel und den auffälligen Doldenblüten (Luft) und die Wurzeln von mehrjährigen Pflanzenarten (Erde). Die Bäume Wodans, des wütenden Gottes, Linde und Ulme gehören auch dazu. Wodan war für die Römer identisch mit Merkur, wir nennen ihn Uranus. Für Ideen brauchen wir Impulsivität, doch diese muss auch in der Realwelt verankert sein. Zunächst erscheinen diese Aussagen unübersichtlich, man kann sie aber relativ leicht in einem Rezept integrieren. Im Augenblick der Mitteilung dürfen Ideen bizarr erscheinen, bei längerem Nachdenken muss sich ihr Gehalt dem logischen Denken erschließen.

85. Die Ideenschleuder

Aconitum lycoctonum dil 6	gelber Eisenhut
Anhalonium dil D12	Peyotl
Argentum phos. dil D12	Silberphosphat
Centella dil D3	Tigerkraut
Galbanum dil D12	Galbanum
Oenothera biennis dil D3	Nachtkerze
Scutellaria galericulata dil D6	Helmkraut
Thea chinensis dil D6	Tee
Veronica dil D3	Ehrenpreis
Zincum oxydatum dil D12	Zinkoxid

Mischung zu gleichen Teilen
Kurmäßig 6 Wochen lang 1–2 × tgl. (bei Nachtarbeitern vorzugsweise abends) 20 Tropfen.

Zusatz: Die Verwendung von Muskatellersalbeiöl in der Duftlampe und das Trinken von Kakao wird empfohlen. Bei zu stürmischen Träumen mehrere Tage pausieren.

> *Bemerkung:* Mit diesem Rezept lassen sich übermäßig verwendete Reizmittel wie Kaffee, Zigaretten, Kognak etc. einschränken.

Die Synthese von Ideenfluss und gesundem Menschenverstand

„Der Geist weht, wie er will. (Rezept: Gedankenordner der Ideenströme Nr. 26. Ideenreiche Geister sind oft weltfremde Chaoten, deren Bezug zur Realwelt nicht allzu stark entwickelt ist. Dieser Mensch ist überwiegend männlichen Geschlechts. Ist er im öffentlichen Amt oder in der Großfirma Entscheidungsträger, kann er den Betrieb irreversibel ruinieren. Nach chinesischer Auffassung ist Yang, das Männliche, auch das Schöpferische, Yin, das Weibliche, das Dauerhafte und hiermit das Vernünftige. Den wirklichen Erfolg bringt auch hier die Harmonie von Yang und Yin, die man in der Signatur bestimmter Arzneimittel erkennen und auch in einem geschickt konstruierten Rezept verwirklichen kann. Sie ist in chinesischen Standardrezepten nicht selten realisiert, weil traditionell Harmonie das Ziel der chinesischen Medizinphilosophie ist. Das einfachste Geriatrierezept Chinas beispielsweise, ist eine Mischung von Ginseng (ausgeprägt Yang) und der chinesischen Engelwurz (ausgeprägt Yin). Keineswegs erlaubt die TCM beliebige Yang/Yinmischungen. Ginseng ist nach Auffassung der TCM sowieso ein schwieriger Mischungspartner.

Von der Signatur her sind Kletterpflanzen wie Efeu Geistanreger. Haben sie kräftige Wurzeln, so vereinen sie das Yang-Prinzip des vertikalen Wachstums mit der Yin-Kraft, der die Erde und damit die Wurzeln unterstellt sind. Ein wichtiger Vertreter in der TCM ist eine kletternde Knöterichart, He Shou Wu (Polygonum multiflorum), eines der wichtigsten Yin-Mittel der TCM. Eine der erfreulichsten Pflanzen dieses Typs in der europäischen Flora ist der Wein, eine Kletterpflanze in Auenwäldern. Wein hat keine Rübenwurzeln wie viele Yang-Yin-Pflanzen, aber er wurzelt sehr tief. Nachgewiesen sind Wurzeln von 35 Meter Tiefe! Der Wein holt sich so Mineralien aus der Tiefe. Wein beflügelt also den Geist, aber auch den gesunden Menschenverstand. Er wirkt nachweislich lebensverlängernd.

Die eidetische Gabe und ihre Förderung

Unter eidetischer Veranlagung verstehen wir die spontane Wahrnehmung von Bildern oder Tonschöpfungen, die der Begabte so anschaulich in sein Bewusstsein treten lassen kann, als seien sie tatsächlich vorhanden. Eidetik kommt vom Griechischen eidetikos (anschaulich, bildhaft). Diese Veranlagung ist nicht direkt selten und war zeitweise auch geschätzt (z.B. beim antiken Orakel). Meist werden eidetische Phänomene von politischen und religiösen Machthabern gnaden-

2.6 Der Geist im Beruf

los verfolgt, von Ärzten und Psychologen als Krankheit behandelt, von Eltern und Mitschülern aus Angst vor dem Besonderen mit Terror beantwortet. Betroffene Kinder müssen möglichst früh lernen, ihre Gabe zu tarnen, falls sie keine entsprechende Hilfe haben. Unsere Gesellschaft lehnt hermetische Talente grundsätzlich ab. Die Gabe wird häufig mit der Pubertät viel schwächer. Es ist unklar, ob dies eine Folge der gesellschaftlichen Zwänge ist.

Eidetische Bilder können folgenden Kategorien angehören:
▷ Das Bild ist imaginär. Dies entspricht den Vorstellungen der Psychologen von einem krankhaften Vorgang.
▷ Der eidetische Visionär sieht ein konkretes Ereignis, das gleichzeitig anderswo stattfindet – man kann also von hellseherischer Fähigkeit sprechen.
▷ Der Visionär sieht ein reales Ereignis der Vergangenheit – ein Phänomen der Psychometrie.
▷ Er sieht ein Bild, das in der Zukunft nach seiner Vision Wirklichkeit wird – das zweite Gesicht.
▷ Er sieht ein Bild aus Vergangenheit oder Zukunft, das Varianten gegenüber der Realität zeigt – der Blick geht in „Parallelwelten".

Das Verwerten eidetischer Bilder ist in bestimmten Berufen seit jeher üblich. Der eidetisch Begabte kann in diesen Fällen durch sein Handeln das Bild in die Realität überführen. Wer sich mit der eidetischen Gabe beschäftigt, findet sie bei folgenden Berufsgruppen: Beratern, die sich hermetischer Techniken bedienen, z.B. Astrologen, Komponisten, Künstlern, Wissenschaftlern,

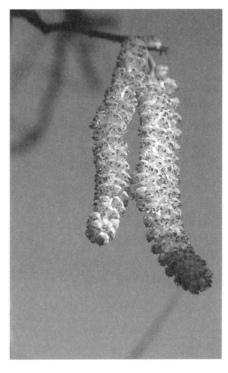

Abb. 2.29
Die Hasel wirkt wegweisend und beschützend (Foto Riki Allgeier).

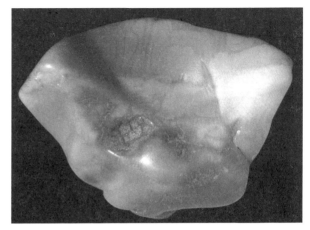

Abb. 2.30
Bernstein erzeugt den Bezug zur Astralwelt (Foto Hertha Amann).

Wirtschaftsführern, Spitzenpolitiker (in absteigender Intensität). Viele der Begabten haben sich recht offen zu der Gabe geäußert.

86. Rezept zur Unterstützung der eidetischen Gabe

Ajuga reptans dil D6	kriechender Günsel
Angelica archangelica dil D3	Erzengelwurz
Aquilegia vulgaris dil D6	Akelei
Corylus avellane dil D6	Hasel *(Abb. 2.29)*
Gentiana cruciata dil D3	Enzian, kreuzblättriger
Laurus nobilis dil D6	Lorbeer
Myosotis arvensis dil D6	Ackervergissmeinnicht
Olibanum dil D6	Weihrauch
Paris quadrifolia dil D6	Einbeere
Polygonatum vulgare dil D6	Salomonsiegel

Mischung aus gleichen Teilen
Nicht kurmäßig verwenden, sondern bei eidetischen Arbeiten mehrmals täglich einige Tropfen auf die Zunge geben.

Ergänzung: Naja tripudians Globuli D30 (Kobra), 10 Kügelchen, nicht öfter als 1 × wöchentlich.

Aromatherapie: Räuchern mit Benzoeharz, Weihrauch, Tannenzapfenöl, Wacholderöl.

Hilfssteine: blauer Topas, Sugilith, Rutilquarz, honigfarbener Bernstein *(Abb. 2.30)*, eventuell aus den Steinen Muster legen.

Bemerkung: Bei völligem Fehlen einer eidetischen Veranlagung sind obige Ratschläge wirkungslos.

2.6.2 Der Geist in der Organisation und Planung

Die Mittel der gezielten Schritte – oder mit Geduld ans Ziel

Das folgende Rezept soll dazu dienen, gezielte Schritte in der richtigen Reihenfolge, bei Planung und Durchführung eines komplizierteren Projekts, zu unternehmen. Es soll verhindern, dass man „das Pferd vom Schwanz aufzäumt". Ausdauer und Geduld sollen ebenfalls mit diesen Mitteln gefördert, der Druck genommen werden.

2.6 Der Geist im Beruf

87. Rezept der gezielten Schritte

Anagallis arvensis dil D3	Gauchheil
Antimonium dil D12	Antimon
Conium dil D12	Schierling
Equisetum hiemale dil D12	Winterschachtelhalm
Millepedes dil D6	Tausendfüßler
Plumbum phos. dil D12	Bleiphosphat
Sempervivum tectorum dil D3	Dachwurz
Silicium dil D12	Siliziummetall
Stachys dil D3	Betonie
Stibium sulfuratum nigrum dil D12	Grauspießglanz
Taxus baccata dil D6	Eibe

Mischung aus gleichen Teilen
1 × tgl. morgens 25 Tropfen einnehmen.

Ein größeres Bauvorhaben soll z.B. mithilfe einer guten Projektplanung, zweckmäßig, ästhetisch ansprechend und kostengünstig durchgeführt werden. Bei so komplexen Aufgaben hilft das folgende Rezept:

88. Rezept des Planens

Argentum phosphoricum dil D12	Silberphosphat
Calcium fluoratum dil D12	Kalziumfluorid *(Abb. 2.31)*
Cimicifuga dil D6	Silberkerze
Conium dil D6	Schierling
Equisetum arvense dil D12	Ackerschachtelhalm
Formica dil D6	Ameise
Kalium carbonicum dil D6	Kaliumkarbonat
Silicium metallicum dil D12	Siliziummetall
Stannum metallicum dil D12	Zinn
Terebinthina laricina	Lärchenharz

Mischung aus gleichen Teilen
1 × tgl. 20–30 Tropfen

Ergänzungsmittel: Dioptas D8 Augentropfen (Weleda) 10 ml, 2 × tgl. in Augen träufeln.

Bemerkung: Dioptas (Kupfersilikat) ist ein „Durchblickmittel" im engeren Sinn, es soll das „Übersehen" wichtiger Fakten verhindern und den Blick für das Wesentliche schärfen.

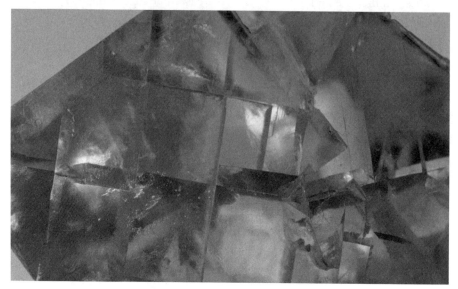

Abb. 2.31
Fluorit hilft bei anspruchsvollen Projekten (Foto: Olaf Rippe).

2.6.3 Chefs, Angestellte und andere Probleme der Berufsphäre

Hilfe bei zwischenmenschlichen Problemen durch Geistmittel

Die Ich-Du-Beziehung hat mit der Seele/Psyche der Menschennatur zu tun. Wie so oft sind Geist und Seele aufs innigste verbunden, deswegen wird hier auch Seelisches angesprochen. Das „Du" meint nicht nur das menschliche Gegenüber in Beruf-, Schul- und Privatleben, sondern die Umwelt und die in ihr waltenden Kräfte allgemein. Hier das Wahrnehmungsvermögen zu fördern ist nicht nur für Schauspieler und Künstler von essentieller Bedeutung, sondern auch allgemein für jedes denkende Wesen.

Die Ich-Zone im Geburtshoroskop ist der Aszendent und das erste Haus. Die Du-Zone ist der Deszendent und das siebte Haus. Beide sind für jeden Menschen von höchster Wichtigkeit. Der Ich-Punkt, Aszendent, ist für Entscheidungen, Handeln, Führungsaufgaben sehr bedeutend, der Du-Punkt, Deszendent, für Wahrnehmung, Ausstrahlung, Aura und den Eindruck, den man auf andere

2.6 Der Geist im Beruf

macht. Rüpelhafte Menschen haben eine Schwäche im Du, Ängstliche und Entschlussschwache im Ich. Die Ich-Du-Beziehung ist häufig zu schwach. Mittel, die diese Beziehung und auch die Beziehung zur Umwelt im weitesten Sinn, günstig beeinflussen, gehören zu den wichtigsten Hilfsmitteln überhaupt. Astrologisch kann man sie als Mars-Venusmittel einordnen (der Aszendent ist Mars unterstellt, der Deszendent Venus).

89. Ich-Du-Rezept

Bellis perennis dil D3	Gänseblümchen
Cuprum arsenicosum dil D12	Kupferarsenit
Geranium robertianum dil D6	Storchschnabel *(Abb. 2.32)*
Iberis amara dil D6	bittere Schleifenblume
Manganum phos. dil D12	Manganphosphat
Myosotis arvensis dil D6	Vergissmeinnicht
Rosa canina dil D6	Hundsrose
Thymus vulgaris dil D6	Thymian
Turnera diffusa dil D3	Damiana
Urtica dioica dil D6	Brennnessel

Zusatz: Urtica dioica Ferro culta D3 morgens 5 Tropfen, Melissa Cupro culta D3 abends 5 Tropfen.

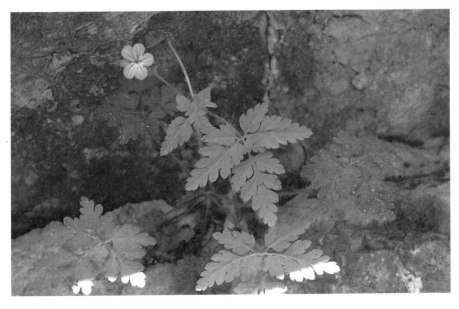

Abb. 2.32 Der Storchschnabel verbindet das erste Haus (Ich) mit dem siebten Haus (Du) (Foto: Riki Allgeier).

Krisenintervention

Sie wird nötig, wenn der Klient eine völlig zentralisierte Unlust empfindet, wenn ihm alles im Beruf und Privatsphäre zuwider ist. Diese Einstellung kann rasch existenzgefährdend wirken. Ein Eisenmetall und passende Pflanzen des Mars sind unbedingt notwendig, das Rezept muss zudem aufhellende, sonnenhafte Mittel enthalten.

90. Das Kriseninterventionsrezept

Bellis dil D6	Gänseblümchen
Berberis dil D6	Berberitze
Bryonia dil D6	Zaunrübe
Castoreum dil D6	Bibergeil
Cobaltum dil D12	Kobalt
Iberis amara dil D6	bittere Schleifenblume
Manganum phos. dil D12	Manganphosphat
Mephitis dil D12	Stinktier
Tribulus terrestris dil D6	Bürzeldorn
Urtica dil D6	Brennnessel

Mischung aus gleichen Teilen
Während der Krise 3 × tgl. 20 Tropfen, nach der Krise über 3 Wochen 1 × tgl. 20 Tropfen nachbehandeln.

Lähmung der Handlungsfähigkeit durch depressive Stimmung – oder wenn sich Schwermut über den Geist legt

Wir brauchen hier die geistaktivierenden Mittel, um über die wiederhergestellte Denkfähigkeit auch eine rasche Handlungsfähigkeit aufzubauen. Hilfsmittel unter den Metallen sind beispielsweise: Mangan, Kobalt, naturgemäß auch Eisen und seine Salze, Vanadium, Zinn, Phosphor, Gold, Rubellit (ein allgemein rasch wirkender „Gehirneinschalter"), Eisenphosphat, Vivianit, wenn Depression verbunden mit nervöser Unruhe vorliegt.

Pflanzen, die die Handlungsfähigkeit wieder herstellen können und die Stimmung erhellen, wären unter anderem: Asarum, China, Cupressus, Bellis, Verbena, Nux vomica, Ignatia, Conium, Avena, Valeriana, Teucrium chamaedrys, Imperatoria, Cnicus benedictus, Galium odoratum, Angelica, Tribulus terrestris, Geum urbanum, Equisetum, Centaurium.

Aus der Tierwelt stehen uns Mittel wie Prionurus australis oder Ambra zur Verfügung.
Eine Gesprächstherapie mit geeignetem Therapeuten ist zusätzlich dringend zu empfehlen.

91. Rezept gegen den schwermütigen Geist

Ambra dil D6	Ambra
Avena dil D3	Hafer
Bellis dil D3	Gänseblümchen
China dil D6	Chinarinde
Cupressus dil D6	Zypresse
Lithium chloratum dil D12	Lithiumchlorid
Piper methysticum dil D6	Rauschpfeffer
Prionurus australis 12	Skorpion
Ignatia dil D12	Ignazbohne
Verbena dil D3	Eisenkraut

Mischung aus gleichen Teilen:
bis zur Besserung 3 × tgl. 20 Tropfen.

Zusatz: Vivianit trit D6 (Weleda), wenn auch nervöse Unruhe vorliegt, Sanguisol (Soluna): 2–3 × tgl. 5 Tropfen, nicht spätabends nehmen.

Hilfe bei Mobbing

In der Arbeitswelt hat sich zunehmend ein sinnlos erscheinender und Ressourcen verzehrender Kampf aller gegen alle entwickelt. Betroffen sind, vom Azubi bis zum Politiker, der Mehrzahl der Angestellten, leider irgendwann die meisten. Unser Ziel ist wieder einmal die Schaffung eines harten Kerns in einer sympathische Schale, damit der Betroffene sich auf die Hinterfüße stellen kann, ohne sich aber alles kaputtzumachen.

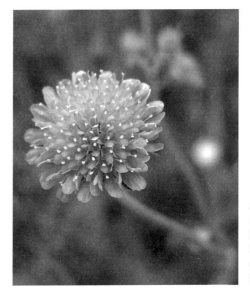

Abb. 2.33
Die Witwenblume hat bei Mobbing immer geholfen (Foto Riki Allgeier).

Das Anti-Mobbing-Metall ist natürlich das Eisen. Weiterhin geeignet ist Molybdän. Von pflanzlichen Einzelmitteln hatten wir mit der Witwenblume (Knautia arvensis) den meisten Erfolg.

92. Anti-Mobbing-Mittel

Angelica archangelica dil D6	Erzengelwurz
Ferrum magneticum dil D6	Magnetit
Knautia arvensis dil D3	Witwenblume *(Abb. 2.33)*
Molybdaenum metallicum dil D12	Molybdän
Onopordon acanthium dil D3	Eselsdistel
Patchouli dil D6	Patschuli
Urtica dil D6	Brennnessel
Turnera diffusa dil D3	Damiana
Valeriana dil D6	Baldrian
Verbena dil D6	Eisenkraut

Mischung aus gleichen Teilen
2–3 × tgl. 20–30 Tropfen, in der Freizeit Pause machen.

Hilfe beim Umgang mit leitenden Herren

Die kostbare eidetische Gabe kommt, wie bereits erwähnt, auch bei Wirtschaftsführern und Politikern vor. In der Regel hat man es bei Entscheidungsträgern aber mit einem anderen Menschentyp zu tun. Jeder, der in einer mittleren/großen Firma tätig war oder in einer staatlichen/nichtstaatlichen Organisation, weiß, dass auch bei Entscheidungsträgern durchaus mit Folgendem zu rechnen ist:
- mäßige Intelligenz
- fehlendes Allgemeinwissen
- mangelnde Fachkenntnisse
- fehlende Berufserfahrung
- Unfähigkeit zum logischen Denken.
- die Betrachtung jeglicher Situation nach den Gesichtspunkten der Hackordnung und demzufolge einer Kette von irrationalen Entscheidungen.

Wir sprechen hier von leitenden Herren, weil leitende Damen sich nie genauso irrational verhalten. Unfähige Entscheidungsträger können oft erst dann „aus dem Verkehr gezogen" werden, wenn sie den Betrieb endgültig ruiniert haben.

Bis dahin müssen die Untergebenen mit ihnen auskommen und versuchen, zu retten, was zu retten ist. Hierzu sind Schlauheit und große geistige Beweglichkeit notwendig und die Fähigkeit, anderen nach dem Mund zu reden und gleichzeitig eine Gehirnwäsche durchzuführen.

Hierfür ein Schlauheitsrezept für Untergebene. Für den Umgang mit „Nieten in Nadelstreifen" (Günter Ogger) sind die Mittel der geistigen Beweglichkeit und charismatische Mittel notwendig.

93. Schlauheitsrezept

Benzoes dil D6	Benzoeharz
Centella dil D3	Tigerkraut
Hedera helix Urtinktur	Efeu
Magnesium silicicum dil D12	Magnesiumsilikat
Manganum metallicum dil D12	Mangan
Origanum majorana dil D12	Majoran
Rosa canina dil D3	Hundsrose
Santalum album dil D3	Sandelholz
Tonca dil D6	Tonkabohne
Verbena dil D3	Eisenkraut

Gleiche Teile mischen, 2–3 × tgl. 30 Tropfen

Bemerkung: Nicht bei starker Hyperthyreose!

Wenn der Karrierewahn droht

Der Erfolgswahn ist ein Prozess, bei dem Angst in Aggression umgeschlagen ist. Der Feigling wird zum „Angstbeißer" ganz nach dem Motto: „Angriff ist die beste Verteidigung". Erfolg soll Geld, Ansehen und Sicherheit bringen. Tatsächlich aber führt übertriebener Ehrgeiz zu Einsamkeit, (Ent- und Selbst-)Täuschung und personellen Katastrophen, einschließlich Krankheiten. Statussymbole sollen die Selbsterkenntnis ersetzen. Vom homöopathischen Standpunkt aus, liegt eine luesinische Diathese vor.

94. Rezept zur Förderung der Weltweisheit

Acorus calamus dil D6	Kalmus
Centella dil D6	Tigerkraut
Cocainum hydrochloricum dil D12	Kokain
Laurus nobilis dil D12	Lorbeer
Patchouli dil D6	Patschuli
Palladium Silberlegierung dil D20	Palladiumsilberlegierung
Potentilla anserina dil D3	Gänsefingerkraut
Stibium sulfuratum auranticum dil D12	gelbes Antimonsulfid
Succinum dil D12	Bernstein
Turnera diffusa dil D6	Damiana

Mischung aus gleichen Teilen: abends 20 Tropfen einnehmen.

Der Arbeitgeber-Durchblick – oder wie beurteile ich Personen

Das folgende Rezept soll dem Arbeitgeber helfen, die für bestimmte Aufgaben geeigneten Personen zu finden, die dem jeweiligen Auftrag auch gewachsen sind.

95. Rezept der Menschenkenntnis

Anisum stellatum dil D6	Sternanis
Argentum phosphoricum dil D12	Silberphosphat
Belladonna, Radix dil D12	Tollkirschenwurzel
Conium dil D12	Schierling
Gentiana cruciata dil D6	kreuzblättriger Enzian
Knautia arvensis dil D6	Witwenblume
Stachys dil D3	Betonie
Thymus serpyllum dil D6	Quendel
Valeriana dil D4	Baldrian *(Abb. 2.34)*
Zincum phosphoricum dil D12	Zinkposphat)

Mischung zu gleichen Teilen
Zur Verbesserung der Beurteilungskraft 1 × tgl. abends 20 Tropfen kurmäßig über 6 Wochen. Vor dem Beurteilungstermin 2 Dosen in jeweils 1-stündigem Abstand verwenden.

Zusatz: Chrysolith trit D30 zusätzlich 1 × tgl. 1 Msp. einnehmen.

2.6 Der Geist im Beruf

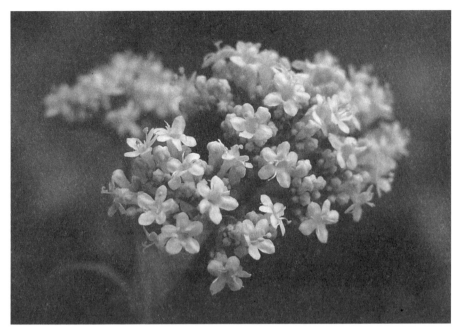

Abb. 2.34
Baldrian ist keineswegs nur ein Beruhigungsmittel (Foto Riki Allgeier).

Übermäßiger Stress

Negativer Stress hat folgende Ursachen: Aufgabenstellung zu schwierig, Termindruck, ungünstige Arbeitsbedingungen (Schichtarbeit), Lärm, Großraumbüro, Raumklima, Ausstattung. Meist liegen mehrere Stressursachen gleichzeitig vor. Lärm, Sorgen, schlechte Luft (Sauerstoff, Ladung, schlechte Gerüche) überhaupt dauernde Störungen optischer/akkustischer Art, unbequeme Kleidung sind Gift. Ergebnis ist geistiger Raubbau – das Wegwerfprinzip unserer Gesellschaft hat auch Angestellte und Selbstständige erreicht.

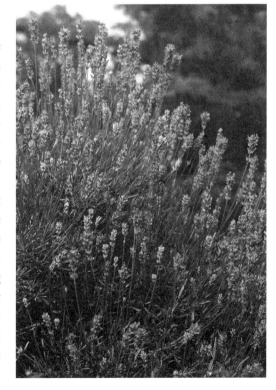

Abb. 2.35
Lavendel vitalisiert und beruhigt zugleich (Foto Hertha Amann).

96. Anti-Stresstee

Anis	Anisum
Betonie	Betonica
Bibernellwurzel	Pimpinella
Bohnenkraut	Satureja hortensis
Dillkraut	Anethum graveolens
Hafer	Avena sativa
Koriander	Coriandrum sativum
Lavendel *(Abb. 2.35)*	Lavandula
Majoran	Origanum majorana
Ringelblume	Calendula

Eventuell etwas Nelken, Pfeffer und Zimt zusetzen.
Gleiche Teile zu Tee, ³/₄ bis 1 l Tee, am besten schluckweise trinken.

97. Rezept der Termineinhaltung

Aqua marina dil D6	Meerwasser
Cactus dil D6	Königin der Nacht
Cimicifuga dil D6	Silberkerze
Ferrum arsenicosum dil D6	Eisenarsenit
Geum urbanum dil D3	Nelkenwurz
Ilex aquifolium dil D30	Stechpalme
Onopordon acanthium dil D3	Eselsdistel
Panax ginseng dil D30	Ginseng
Quarz dil D12	Bergkristall
Valeriana dil D6	Baldrian

Mischung aus gleichen Teilen
bei Terminarbeit 2–3 × tgl. 20–30 Tropfen, nicht abends nehmen.

Bemerkung: Falls immer Terminprobleme weil der Patient ein langsamer Arbeiter ist, Kur: 6 Wochen 1 × tgl. 20 Tropfen, dann 2 Wochen Pause, dann nochmals 6-wöchige Kur.

Der Tee Nr. 96 und das Rezept Nr. 97 können gemeinsam verwendet werden.

2.6 Der Geist im Beruf

Fertigarzneimittel als Hilfe bei übermäßiger Stressbelastung
Hier kennt die Pharmaindustrie einige vernünftige Rezepturen:

Argentum/Rohrzucker (Wala) Globuli 20 g
1–3 × tgl. 5–10 Kügelchen
Bemerkung: für Erschöpfungszustände, besonders auch bei Schockfolge. Kann auch bei Kindern ab 6 Jahren verwendet werden. Bei rascher Verschlimmerung der Symptome einsetzen.

Aurum/Apis regina comp. (Wala) Globuli 20 g
1–3 × 5–10 Kügelchen
Bemerkung: Erschöpfung, Konzentrationsschwäche, Gedächtnisschwäche; auch für Kinder ab 6 Jahren. Für Zustand nach längerer Zermürbungsperiode und um Gelerntes wieder abrufen zu können.

Levico comp. (Wala) Globuli 20g
1–3 × tgl. 5–10 Kügelchen
Bemerkung: Durchhaltemittel. Wenn nach längerer Stressperiode der Betroffene sich auch körperlich völlig abgewirtschaftet fühlt; dieses Mittel verschafft körperliche Ausdauer.
Nicht zur Dauermedikation verwenden, sondern nur in Belastungsperioden.

Strophanthus comp. (Wala) Globuli 20 g
Dosierung wie bei Levico comp.
Bemerkung: Durchhaltemittel der Psyche. Bei übermäßigem Stress mehr des psychischen Bereichs, was einem „an Herz und Nieren" geht.

Meteoreisen Globuli velati (Wala) Globuli 20 g
1–3 × tgl. 5–10 Kügelchen
Bemerkung: Durchhaltemittel bei gleichzeitiger Schwäche an Leib, Seele und Geist, Rekonvaleszenzmittel, wenn die Belastung nachgelassen hat.
Diese Präperat ist zunächst als Grippemittel geschaffen worden, zur Prophylaxe, Behandlung des Infekts und insbesondere zur Nachbehandlung, wenn die Rekonvaleszenz auf sich warten lässt. Bei Stress lässt sich das Mittel verwenden, wenn längerer beruflicher Raubbau zu grippeartigen Symptomen geführt hat: Kopfweh, Elendsgefühl, „leeres Hirn", der Patient kann nicht mehr weitermachen, muss aus Existenzgründen aber weiter durchhalten. Dass man ein solches Mittel nicht unbegrenzt zum Kompensieren übergroßer Belastungen verwenden sollte, ist selbstverständlich.

Die ersten beiden Mittel von Wala eignen sich auch besonders zur Behandlung von übermäßig belasteten Schulkindern. Hier ist die Beratung durch einen anthroposophischen Arzt empfehlenswert.

Die Mittel können gleichzeitig oder abwechselnd verwendet werden (natürlich nicht alle gleichzeitig). Die Dosis sollte nicht zu oft reduziert werden.

Bevorzugt werden sollte
- Levico comp   bei eher physischem Stress
- Strophanthus comp.   bei eher psychischem Stress
- Meteoreisen Globuli velati   bei eher geistigem Stress.

2.7 Geistig fit im Alter

Bei Naturvölkern und den Hochkuturen der Vergangenheit waren die Betagten besonders angesehen, weil sie als Träger des in langen Jahren erworbenen Wissens galten und Funktionen als Gedächtnis der Nation und als Ratgeber ausübten. In unserer Gesellschaft haben sich allenfalls betagte Spitzenpolitiker und Unternehmer halten können. Sonst gehört bereist ein 45-jähriger Ingenieur zum alten Eisen und das bei gleichzeitigem Ingenieurmangel. Bei einer Exkursion in einem Chemiegroßbetrieb hörte ich den Satz: „Ab fünfzig fällt unseren Chemikern nichts mehr ein". Natürlich gibt es junge Genies; es gibt aber auch geistige Leistungen, für die ein Wissenserwerb über eine Spanne von ein bis zwei Generationen Voraussetzung ist.

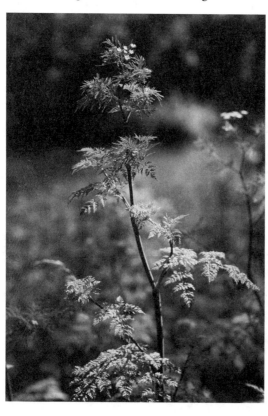

Abb. 2.36 Schierling reinigt und verjüngt (Foto Hertha Amann).

2.7 Geistig fit im Alter

Um geistig fit zu bleiben sollten Ältere etwa ab Fünfzig mit der Einnahme geriatrischer Mittel beginnen. Fehlen jegliche geistige Interessen, bleiben diese Mittel allerdings wirkungslos. Die geistigen Fitmacher für Ältere sind auch allgemeine Geriatrika (Altersheilmittel); wichtige Vertreter entstammen dem indischen und dem chinesischen Kulturbereich.

98. Geistaktivatoren im Alter

Acorus calamus dil D6	Kalmus
Argentum phosphoricum dil D12	Silberphosphat
Artemisia vulgaris dil D3	Beifuß
Centella dil D3	Tigerkraut
Conium dil D6	Schierling *(Abb. 2.36)*
Eleutherococcus senticosus dil D3	Taigawurzel
Manganum phosphoricum dil D12	Manganphosphat
Tribulus terrestris dil D3	Bürzeldorn
Vinca minor dil D4	Immergrün
Zingiber dil D3	Ingwer

Mischung aus gleichen Teilen
1 × tgl. 20–30 Tropfen, 14 Tage einnehmen, dann 1 Woche Pause.

Ergänzung: Ein beliebiges Ginsengpräparat aus echtem Ginseng (Panax Ginseng) 1 × tgl. getrennt von obigem Rezept einnehmen.

Bemerkung: Organische Altersbeschwerden müssen zusätzlich behandelt werden (Kreislauf, Stoffwechsel usw.).

3 Weitere, den Geist anregende Verfahren

3.1 Der Geist und die Liebe

Selbstliebe ist ein Vitamin des Geistes. Sie ist – im Gegensatz zu den Behauptungen der Prediger – erschreckend selten. Wer sich ausbeuten lässt, braucht Mittel der Selbstliebe, auch zur Stärkung seiner Position in der Gesellschaft. Sonst werden sein Geist und dessen Früchte zu wenig gewürdigt und sind für niemanden von Nutzen. Selbstliebe führt zu Selbstsicherheit. Ein bisschen Selbstliebe auf Knopfdruck bräuchten – glauben wir – $4/5$ der Bevölkerung. Selbstliebe ist für das Funktionieren des Geistes günstig, besonders bei wichtigen Entscheidungen für die eigene Person, aber auch für die Allgemeinheit („Liebe deinen Nächsten wie dich selbst").

99. Das Tränklein der Selbstachtung

Betonie	Betonica
Dost	Origanum vulgare
Nelkenwurz	Geum urbanum
Rosenblüten	Rosa canina
Ysop	Hyssopus

je 50 g mischen lassen

Chinarinde	China
Sternanispulver	Anisum stellatum
Tausendgüldenkraut	Erythraea centaurium

je 10 g mischen lassen und der obigen Mischung zusetzen

Aus 2–3 gehäuften EL der Mischung einen $1/2$ bis $3/4$ Liter Tee machen und über den Tag verteilt trinken.

3.2 Der Geist und seine Heimat, der Leib

Als Bewohner der Erde sind wir im Leib beheimatet. Es ist gut, wenn der Geist in einem möglichst gesunden Leib aufgehoben ist. Vernünftige Ernährung, Sport und Bewegung sind hierfür ebenso wichtig wie der Genuss im Leben. Im Normalfall sagt die Intuition dem Menschen, was er dafür braucht. All das, was jedoch im Übermaß betrieben wird, führt schnell ins Ungesunde, so wird „Sport zum Mord". Körperliche Betätigung kann Balsam für Geist und Seele sein. Dazu zählen nicht nur Sport, sondern auch Wandern, Tanzen, Gartenarbeit, Reisen, Meditation und viele weitere nicht zu Unrecht beliebte Hobbys. Als Ergänzung für die Entwicklung der Geistesqualitäten eignen sich besonders folgende Aktivitäten:
▷ Inspiration: Bergsteigen, Drachenfliegen, Fliegen, Mambo (Tanz) soll die Mambo (Priesterin) des Voodoo aufnahmefähig für die Gottheit machen = Inspiration, auch etwas Imagination
▷ Imagination: Wassersportarten, Kunst, Baden
▷ Intuition: Rennsport, Kampfsport, Reiten
▷ Intellekt: Marathon, Gärtnern, Hundespaziergang (Disziplin), Höhlenforschung, Wandern, Kunsthandwerk, Lesen.

Meditation und Tanz sind für alle vier Geistesqualitäten förderlich.

3.2.1 Der Geist und die Fünf Sinne

Sehen

Der Mensch ist ein „Augentier" (wie alle Affen), durch intensive Beobachtung wird das Gehirn zu gründlicher Bearbeitung der optischen Eindrücke veranlasst. Gemeint sind nicht die Mord- und Totschlagsserien im Fernsehen, sondern Naturbeobachtung, Landschaften, belebte und unbelebte Objekte, Beobachtung von Naturerscheinungen etc., auch die Betrachtung anspruchsvoller Kunstobjekte (dies schließt sehr wohl höher qualifizierte Filme und Comics ein) ist nützliches Gehirnfutter. Meditationsobjekte der indischen und tibetischen Kunst (Plastiken, Thankas) können eine große Hilfe sein.

Hören

Das Gehör ist der abstrakteste aller Sinne; Hören (bessere Musik, Meeresrauschen, ein fließender Bach) fördert deshalb die abstrakten Denkfunktionen des Gehirns. Die Entwicklung von Meditationsmusik wird so verständlich. Beispiele sind die Werke von Johann Sebastian Bach, die indischen Ragas, auch der Blues. Nicht alle Klassiker sind geeignet; besonders ungeeignet ist die Zwölftonmusik. Sie ist unphysiologisch und übt nachweislich eine schädliche Wirkung auf Tiere und Pflanzen aus. Geeignete Musik kann bei geistigem Arbeiten sehr wohl als Hintergrundmusik Verwendung finden.

Tastsinn

Behandlung der Hautoberfläche durch Akupunktur oder Akupressur hat bei richtiger Auswahl der Punkte zuverlässig eine beträchtliche Wirkung auf den Geist. Der Scheitelpunkt am Kopf – dort ist der Akupunkturpunkt Lenkergefäß Nr. 20, umgeben von vier weiteren Punkten, welche „die vier klugen Götter" heißen – ist eine solche Zone. Die Wirkung von Manipulationen an dieser Stelle ist seit längerer Zeit bekannt, dort werden die Könige gesalbt und die Mönchstonsur vorgenommen. Es handelt sich um einen Reflexpunkt der Einweihung. Einreiben bestimmter Öle wirkt dort ebenfalls zuverlässig (eine Mischung aus Basilikum-, Rosen- und Verbenaöl ist ideal, aber teuer).

Riechen

Der Geruchsinn ist der ursprünglichste der fünf Sinne, das heißt aber nicht, dass er eine primitivere Sinneswahrnehmung darstellt. Er ist dem Luftelement zuzuordnen und wirkt an der Schnittstelle von Geist und Psyche; dies hat zur Folge, dass sich dieser Sinn sehr gut zur Förderung von Einfällen eignet. Ergänzungsmittel der Aromatherapie sind deshalb bei einigen Rezepten angegeben.

Schmecken

Gutes Essen und Trinken hebt bekanntlich die Stimmung gewaltig. Wir leben Gott sei Dank in einer Zeit, in der uns für eine kultivierte Küche sehr viele Materialien zur Verfügung stehen und leicht zugängliche Informationen über die Kochpraxis aller Völker. Wer nur isst, um zu leben, hat erfahrungsgemäß oft psychische Probleme oder Defizite. Fühlt sich jemand nach einem handfesten Mahl erledigt, so war entweder ungeschickt gekocht, oder der Betreffende hat einen schweren Stoffwechseldefekt. Bestimmte Lebensmittel sind günstig für geistige Tätigkeiten.

3.2.2 Das Geistfutter auf dem Teller – oder „Mens sana in corpore sano"

Gutes Essen und Trinken hält Leib und Seele zusammen und ist für den Geist dringend erforderlich. Askese, Fasten und andere Selbstkasteiungen haben andere Anliegen als die Anregung des Geistes. Bekanntlich sind zur Ernährung des Menschen lebensnotwendig: Eiweiß, Fett, Kohlenhydrate, Vitamine, Mineralien und Wasser. Weltanschaulich orientierte Diätsysteme haben je nach System ausgezeichnete bis verheerende Wirkung auf die geistige Leistungsfähigkeit und die Lebenserwartung. Gesundheitsschädliche Diäten sind solche, die zu schweren Mängeln an lebensnotwendigen Stoffen führen, was oftmals am raschen Altern ihrer Anhänger erkennbar ist.

Die lebensnotwendigen Stoffe müssen ausreichend und in einem harmonischen Verhältnis zueinander zugeführt werden. Die riesigen Fleischmengen in der bayrischen Wirtshauskost sind auf keinen Fall gutzuheißen. Der nicht allzu hohe Eiweißbedarf des Menschen kann auch mühelos mit pflanzlichem Eiweiß (Kohl, Hülsenfrüchte, Kartoffeln) gedeckt werden. Die europäische Durchschnittskost ist in der Regel viel zu arm an Gemüse. Fast alle Nahrungsmittel enthalten auch nicht lebensnotwendige Stoffe, die physiologisch eine günstige Wirkung haben, man hat sie früher Vitalstoffe genannt. In pflanzlichen Lebensmitteln sind sie häufig am aromatischen und/oder bitteren Geschmack zu erkennen. Der Anbau mit zu hohen Kunstdüngergaben, zu lange Lagerung oder Zerkochen führen zum Verschwinden der Vitalstoffe aus der Nahrung. Die gleichen Techniken lassen auch die Vitamine weitgehend verschwinden. Das „Geistfutter" auf dem Teller soll daher so naturbelassen wie möglich sein. Dosenkost und Fertigprodukte in bunten Schachteln gehören nicht dazu.

Die folgenden Lebensmittel eignen sich besonders zur Anregung der grauen Zellen:
▷ *Eiweißhaltiges*
- Meerestiere aller Art
- Fischrogen
- Suppe aus frischen Knochen mit viel Wurzelwerk
- milchsaure Kost

▷ *Fetthaltiges*
- Mandeln
- Sesam
- Walnüsse
- Getreidekeime
- alle nicht mit Schwefeldioxid begast, nicht ranzig

▷ *Kohlenhydrate*
  - Malz
  - Zucker in vernünftigen Mengen, aber keine Glukose
  - Melasse, pestizidfrei, ist unbegingt zu empfehlen (Mineralien)
▷ *Obst, Salate, Gemüse*
  - Sojabohnenkeime
  - Alfalfakeime
  - Kressekeime
  - Getreidekeime
▷ *Allgemein junges, rasch wachsendes Pflanzengewebe*
  - Spargel
  - Hopfensprossen
  - Brennnessel
  - Giersch
  - Löwenzahn
  - Ganz junge Buchenblätter und dergleichen
  - Kohlarten
  - Rote Rüben
  - Petersilienwurzel
  - Sellerie
  - Tigerkraut (Centella asiatica), das in vielen obiger Geistrezepten vorkommt, wird in Südostasien häufig als Salat und Gemüse verwendet und auch zu Getränken verarbeitet. Es ist ein Beispiel für den fließenden Übergang zwischen Lebensmitteln und natürlichen Arzneimitteln.
▷ *Vitamine*
  - Der Vitaminbedarf des geistig Tätigen ist erhöht, besonders an B-Vitaminen. Bei sehr anstrengender geistiger Tätigkeit ist an Nahrungsergänzung mit den preisgünstigeren Präparaten zu denken.
  - Ascorbinsäure und Vitamin A sind astrologisch Uranus, dem Planeten des unkonventionellen Denkens und der Ideen, zugeordnet. Mangel dieser absolut lebenswichtigen Stoffe ist Gift für den Geist.
  - Vitamin E ist astrologisch der Sonne zugeordnet, dem Licht des Tages. Es wirkt auch aufhellend für den Geist.
▷ *Mineralien*
  - Bei Stress treten starke Verluste von Magnesium und Zink über den Harn auf. Auch hier ist eventuell an Ergänzung zu denken (Preisvergleich anstellen, Präparate sind ganz unterschiedlich dosiert). Ein tüchtiger Apotheker hat längst Preisvergleiche angestellt und kann Ihnen die günstigsten Präparate empfehlen.

▷ *Die gehirnstimulierenden Gewürze*
  - Diese stellen das Geistfutter im engeren Sinn dar. Scharfe und aromatisch schmeckende Gewürze reduzieren das dem Wasserelement zugeordnete Phlegma und fördern das Feuer- und das Luftelement, also Intuition und Ideenfluss. Die Süßwaren Südostasiens für Kinder enthalten die süßsaure Tamarinde und als Würze reichlich Chillies. Diese Völker sagen, scharfe Küche sei das beste Mittel gegen Trägheit.
  - Basilikum, Majoran, Bohnenkraut, Beifuß, Rosmarin, Thymian, Zwiebel, Knoblauch, Pfeffer, Muskatnuss, Gewürznelke, Kardamom, Sternanis, Anis, Galgant, Safran, Vanille, Zimt, Ingwer, also aromatisch und/oder scharf schmeckende Gewürze, eignen sich für unsere Zwecke besonders gut. Gewürze wie Anis und Zimt dienen zusätzlich zum Aufhellen der Stimmung.
▷ *Sonstiges*
  - milchsaure Produkte aller Art
  - Gärprodukte guter Qualität (Hefegärung)
  - Bienenprodukte aller Art, Pollen.

Geistfutter für Schulkinder
Fast alle Kinder haben ein Bedürfnis nach Süßigkeiten und nach den schrecklichen Röstprodukten vom Typ Fritten und Majo. Eine Bekämpfung dieser Wünsche ist sinnlos; sinnvoll ist es, über diese Instinktreaktion nachzudenken.
Das Süßigkeitenbedürfnis ist offensichtlich ein Wunsch nach Stärkung des Erdelements. Es könnte vielleicht auf Trockenobst und süßen „Brei" z.B. Haferflocken gesüßt mit Anis, Zimt, Vanille und Kardamon (Geistgewürze) umgestellt werden. Eigelb und Butter zusetzen. Lezithin (im Eigelb enthalten) hat eine günstige Wirkung auf den Geist. Der indische Yogi-Tee (süßer Tee mit Milch und verschiedenen Geistgewürzen) eignet sich ebenfalls gut für Schulkinder.
Pommes frites sind Produkte eines Feuerprozesses mit Fett (alchimistischer Sulfur = Feuer) aus Kartoffeln (Erdelement) Wieder liegt die Kombination Feuer-Erde vor. Am besten ahmt man den Prozess nach und ersetzt lediglich das fertige Billigprodukt durch eigene Zubereitung aus hochwertigen Rohstoffen.

3.2.3 Geist und geistige Getränke

Es wird Sie überraschen, hier zu lesen dass sich alkoholische Getränke sehr wohl als „Geistfutter" eignen. Gedacht ist an anständige Produkte in der richtigen Menge, nicht an große Mengen Bier aus miserablen Großbrauereien, die bestenfalls zur Betäubung dienen.

Als „Geistgetränke" eignen sich:
▷ *Branntwein*
- hohe Qualität, nicht fuselhaltiger Billigschnaps. Er sollte ausreichend lange gelagert sein. Die Beurteilung sollte nach Geschmack erfolgen, nicht nach Preis oder Wirkung. Fördert das Feuerelement = Intuition.

▷ *Sekt/Bier*
- fördern das Luftelement = Inspiration. Nur wirklich gute Qualitäten sind von Interesse. Bei Schaumwein sind dies z.B. Champagner oder spanischer Sekt aus Penedes.
- Die wirklich guten Biere liefern Kleinbrauereien, z.B. aus Ostbayern und Franken, es sind meist ungespundete, trübe oder obergärige Biere.

▷ *Leichte Weißweine*
- Fördern ebenfalls das Luftelement. Ein moderner italienischer Typ ist der „Galestro".

▷ *Rotwein*
- Die Franzosen halten manche hellen Rotweine für „Intellektuellengetränke". Typisch sind der Tavel oder der Chinon. Rotwein fördert das Luft- und Erdelement = Inspiration und Intellekt.

▷ *Aufgespritzte Weine vom Sherrytyp*
- sind Weine, denen Weinbrand aus Wein desselben Anbaugebietes zugesetzt wurde. Sherry guter Qualität und Portwein fördern das Feuer- und Erdelement = Intuition und Intellekt.

3.3 Das Qi und der Einfluss des Ortes

Nach taoistischer Auffassung hat Qi, die im Körper umlaufende Energie, einen besonderen Bezug zum mittleren Zinnoberfeld (= mittlerer Mensch, Thorax mit Herz und Lunge). Die Seele (Psyche) wird diesem Feld zugeordnet. Qi bewegt sich, solange das Leben währt. Gefäße, in denen die Bewegung stattfindet, sind die Blutgefäße, die Lymphgefäße, die Nervenfasern und die Akupunkturmeridiane. Qi kann man anregen durch bestimmte körperliche und geistige Übungen, durch Medikamente oder auch durch den Aufenthalt an Orten der Kraft (Thema: Wallfahrten). Es gibt Arzneien, die die Aufnahme der Ortskraft zur Anregung von Qi erleichtern. Ist die Ortskraft allerdings negativ, der Ort ein Energiesauger oder Unheilbringer, so dürften diese Stoffe Qi-Energieverlust und -Stockung befördern. Der Umgang mit solchen Stoffen muss demzufolge gut überlegt sein.

3.3.1 Der Arbeitsraum

Er spielt bei geistiger Arbeit eine ziemlich große Rolle. Er soll weder dem Appartement im Luxushotel noch einer Gefängniszelle ähneln. Größe und Proportionen müssen stimmen. Der Versuch, im Großraumbüro gehobene Geistesarbeit zu leisten, ist ein Martyrium (dies scheint in Großfirmen aber nicht bekannt zu sein). Stimmen die Proportionen nicht, ist dies auch an der schlechten Akustik zu erkennen. Die Angaben in der heute zahlreich vorhandenen Feng-Shui-Literatur können hier sehr hilfreich sein.

Der Raum soll nicht muffig oder schmuddelig wirken. Ist das Arbeiten in einem Raum auffällig unergiebig oder macht man z.B. beim Schreiben viele Fehler, so kann vom Standpunkt der Radiästhesie Folgendes vorliegen: Der Raum kann in einer vagotonen Zone liegen; dort schläft man wunderbar, kann aber nicht arbeiten. Arbeiten kann man nur in einer sympathikotonen Zone. Diese Zonen kann ein Rutengänger begutachten. Er stellt auch fest, ob im Raum eine Störstelle ist oder gar der ganze Raum in einer Störzone liegt. Geistiges Arbeiten in einer Störzone ist praktisch unmöglich, der Daueraufenthalt ist sogar gesundheitsschädlich.

Für geistiges Schaffen ist eine schrille Umgebung völlig ungeeignet. Eine „Designereinrichtung" aus Stahl/Plastikmöbeln sollte man vermeiden, das Gleiche gilt für Spanplatten. Falls möglich, sollte ein Büro mit Massivholzmöbeln eingerichtet sein. Der traditionelle Schreibtisch aus Ulmenholz ist nur mehr schwer zu beschaffen. Sonstige Möbelhölzer für das Büro sind Kiefer, Fichte, Weißbuche. Edelhölzer überlassen wir der Chefetage.

Eine Belastung durch elektromagnetische Wechselfelder ist Gift für geistiges Arbeiten. Quellen solcher Felder sind Leitungen für Elektrofahrzeuge, Maschinen im Nebenraum, der nahe Fernsehsender und auch der Computer. Der Betroffene wundert sich über eigenartige, negative Ideen und darüber, dass die Arbeit so gar nicht vorwärts geht, Kopfweh, Hautsymptome usw. Der Computer ist seinerseits für Störfelder sehr empfindlich und bringt dann seinen Benutzer mit bizzaren Störungen und Abstürzen zur Verzweiflung. Die Konstruktion einer Abschirmung ist Sache von Spezialisten.

Für die Lichtquelle im Arbeitsraum gilt: Kein Röhrenlicht; Röhren flimmern und lichten den Raum diffus aus. Die Frequenzverteilung weicht stark vom natürlichen Licht der Sonne ab. Die gute Lichtquelle ist punktförmig und hat ein kontinuierliches Spektrum mit Frequenzmaximum im gelben Bereich, also eine gewöhnliche Glühbirne.

3.3.2 Der Erholungsraum

Es gibt Arbeitslandschaften und Erholungslandschaften. Letztere brauchen wir alle von Zeit zu Zeit, aber „leben, wo andere Urlaub machen" ist eher etwas für gutsituierte Rentner. Industriezentren sind Landschaften der körperlichen Arbeit; wir brauchen Plätze, an denen geistiges Arbeiten leichter fällt. Historische Plätze dieser Art sind Einsiedeleien, Wallfahrtsorte und besonders die Benediktinerklöster. Es handelt sich um Kraftorte, gewöhnlich mit besonders harmonischer Ausstrahlung. Künstler, Schriftsteller, Denker, auch Informatiker haben oft ein ausgezeichnetes Witterungsvermögen für solche Plätze und siedeln sich dort an. Sehr viele geistige Tätigkeiten kann man nicht in der Einsiedelei in reizvoller Lage ausüben, sondern nur in einer aktiven Großstadt. In der interessanten Stadt gibt es eine boomende Großindustrie aber auch viele Schriftsteller, viele Verlage, gute Bibliotheken und viele „Freaks". Beispiele passender Stadtstandorte für den Geistarbeiter sind Paris und auch München. Der Geistesarbeiter muss sich in einer solchen Stadt allerdings ein geeignetes Viertel und eine ruhige Wohnung suchen, wobei er schmerzlich zur Kasse gebeten wird.

Zur Erholung brauchen wir alle von Zeit zu Zeit den Aufenthalt in einer ruhigen Landschaft, in der das Gleichgewicht zwischen belebter und unbelebter Natur noch weitgehend erhalten ist. Diese Landschaft sollte keine Klimaextreme aufweisen und ästhetisch ansprechend sein. Häufig sind solche Landschaften energieüberschüssig, dort gibt es zahlreiche „Orte der Kraft", die gern zu religiösen Zwecken genutzt werden. Hat sich in einer solchen Landschaft starker Fremdenverkehr entwickelt, hat sie allerdings keinen Erholungswert mehr. Zur Erholung brauchen wir keine Diskotheken, Golfplätze oder Spielbanken, sondern einsame Wege, beispielsweise durch Buchen- Tannen- oder Lärchenwälder.

4 Historische Rezepte – Geistesanregung aus alten Kräuterbüchern

Naturgemäß finden sich hier keine Ratschläge, die genau zu unserer gegenwärtigen Situation und ihren Problemen passen. Eine Behandlung war aber auch in alter Zeit schon notwendig, weil geistschädigende Erkrankungen wie Zerebralsklerose oder M. Alzheimer immer schon häufig waren. Die Ärzte haben sich auch wohl häufig mit Fürsten, die ihrem Amt nicht gewachsenen waren, und „geistig unterbelichteten" Prinzen herumschlagen müssen.

Angaben in alten Büchern beziehen sich keineswegs ausschließlich auf pathologische Zustände. „Wider das blöde Haupt" bezeichnet nicht eine Arznei gegen Schwachsinn, sondern ein Mittel, das einen heller im Kopf macht. „Sterckt Haupt und Gesicht" bedeutet, nicht nur die Denkfähigkeit nimmt zu, sondern auch die Fähigkeit zur Wahrnehmung. Dieser wichtige Zusammenhang war einem Teil der alten Autoren durchaus bekannt.

Hier nun ein Auszug von Mitteln, die traditionell auf den Geist anregend wirken, also „Kräutlein wider das blöde Haubt und um das Gedächtnuß zu stärken". Der Bezug zu Vorgängen im Zentralnervensystem ist bei fast allen genannten Pflanzen auch in unseren zeitgenössischen Lehrbüchern der Phytotherapie dargestellt, aber manchmal nicht in so eindeutiger Form.

Kapitel 4 Historische Rezepte

Hieroymus Bock

„Hirn reinigen, Haupt und Hirn stercken, Haupt und Hirn stercken außerhalb des Leibs (äußerliche Mittel und Aromatherapie), Gedechtnuß stercken".

Ehrenpreis	„Unsere Doctores brauchen das Kraut auch/wiewohl sie nichts in der Schrift darvon wissen/lehren täglich von den Empirischen Weibern/die der Circes Künst (Hexenkunst) können"
Maiglöckchenwasser	ungiftiges Destillat, das alle Kräuterbücher loben
Majoran, Majoranwasser	„erweckt die schlaffende Lethargicos, erfreuet und sterket das Hirn und Gedechtnuß wunderbarlich"
Minze	„Geruch kreftigt das Hirn und streckt das Gedächtnuß", also Aromatherapie!
Quendel	„der Geruch sterckt das Hirn", also Aromatherapie!
Rose, Rosenessig, Rosenzucker	„kühlen und stercken das Hertz und Hirn
Rosmarin	„besonders die Zuckerzubereitung scherppft das Gesicht

Tabernaemontanus

„Hirn befeuchten, erkältet Hirn, Hirnerquicken, blöd Hirn, böse Feuchte des Hirns, kalt blöd Hirn, kalt blöd schwinlicht Hirn, Hirn und Nerven stärken"

Ehrenpreis	„Ehrenpreiswasser etliche Tag getrunken/jedesmal 3 oder 4 Lot/vertreibet den Schwindel/bringt gut Gedächtnuß/bekräfftiget das Hirn" (Schwindelanfälle sind nicht selten, wenn man bei geistiger Arbeit überfordert ist)
Gewürznelke	stärkt Sinn, Gedächtnis und Hirn auch über den Geruch

Haselwurz	„in Laugen gesotten, stärckt das Hirn und Gedächtnuß"
Kamille	„behält ein gut Gedächtnuß/stärcket das Gesicht und Gehör"
Kalmus	„Sinn und Verstand schärppfen"
Kubeben	„gegen allerhand kalte Hirnmängel"
Lavendel und Spiklavendel	„um Vernunft und Gedächtnuß zu schärppfen"
Rosmarin	„um das Hirn zu stärken, für kalte Krankheit"
Zimt	„ist einer subtilen Substanz, erwärmet, eröffnet, macht dünn und stärcket alle innerlichen Glieder, stärckt Hertz und Haubt, für alte und schwache Leute"

Lonicerus

Betonie	„Hirn stärcken, Gesicht schärfen"
Ehrenpreis	„ist sonderlich gut die Gedächtnuß/Haupt und Hirn zu stärcken"
Majoran	„ist gut den Hirn"
Melisse	„Weindestillat des Krauts, macht dem Menschen schnelle Sinn/und einen scharfen Verstand und Gute Gedächtnuß".
Mutterkraut	„zerschnitten, ... mit gutem Wein destillert macht dem Menschen schnelle Sinn/und einen scharfen Verstand und gut Gedächtnuß"
Zimt	„stricket das Gesicht/Hertz/und macht ein gut Gemüt"

Diese Mittel können wir durch einen Melissengeist des Handels gut ersetzen. Die in den handelsüblichen Rezepturen enthaltenen Gewürze (Zimt, Nelken, Koriander, Anis, Muskatnuss usw.) haben ebenfalls eine günstige Wirkung auf die Gehirnfunktionen.

Hildegard von Bingen

Basilikum	„Das Kraut reucht fast wohl/und stärckt dem Menschen das Hirn. Aber welcher ein krank Hirn hat/dem ist es sehr schädlich." (Also nicht zur Therapie, sondern für den Hirngesunden zur Förderung)

Pfarrer Künzle

Pfarrer Künzle, der Schweizer Kräuterkundige hat uns folgende Geisthilfe hinterlassen. Er beschreibt in seinem Werk: „Chrut und Unchrut" den „Professorentee". Ein Tee, der körperliche Leiden, wie Erkältungskrankheiten, Zahn- und Kopfweh verhindern und innerhalb weniger Stunden heilen soll, damit der Geist ungehindert arbeiten kann. „So benenne ich den Tee, der hauptsächlich für Leute bestimmt ist, die wie Professoren, Kommandanten, Hauptleute, Prediger, Katecheten, Lehrer, Portiers an Bahnhöfen, Ausrufer usw. viel und laut sprechen müssen und daher ein sicheres, schnell wirkendes Mittel benötigen..."

100. Professorentee

Goldenes Fünffingerkraut	Potentilla aurea
Muttern	Meum mutellina
Pfefferminze	Mentha piperta
Ritzen	Plantago alpina
Schließgraswurzel	Triticum repens
Silbermänteli	Alchymilla alpina
Steichrüchere, Sillur	Dryas octopetala
St. Benediktskraut, Nagelchrut	Geum reptans
wohlriechendes Schlüsselblümli	Primula officinalis

Kräuter zu gleichen Teilen mischen, mit kochendem Wasser übergießen und 10 Minuten ziehen lassen. Soviel man will über den Tag verteilt trinken.

101. Traditionsrezept gegen das blöde Haupt

Anis/Sternanis	Pimpinella anisum/Anisum stellatum
Bibernelle	Pimpinella major
Kardamon	Elettaria cardamonicum
Lavendel	Lavandula
Majoran	Origanum majorana
Rosenblüten	Rosa centifolia
Ysop	Hyssopus off.

3 gehäufte Esslöffel der Mischung mit ¾ Liter kochendem Wasser übergießen und 10 Minuten ziehen lassen. Schluckweise über den Tag verteilt trinken, nicht spätabends.

Anmerkung: Dieses Rezept ist für jemanden, der aus beruflichen Gründen längere Zeit „mit dem Hirn anschieben" muss, wie man im Bayrischen sagt. Tee nicht zum Dauergetränk machen.

Eine Reihe von Lippenblütern (Melisse, Majoran, Basilikum) werden in den alten Kräuterbüchern immer wieder wegen ihrer günstigen Wirkung auf das „Hirn" (= Denkfähigkeit) erwähnt. Sind sie bei Krankheit wirksam, z.B. Gedächtnisverlust, so ist dies gewöhnlich angegeben.

5 Kleine Arzneimittellehre

Die Förderung des Geistes mit Hilfe der Naturheilkunde ist keine Therapie im eigentlichen Sinne, trotzdem verwenden wir hierzu Heilmittel. Alle diese Stoffe – Pflanzen, Mineralien, Metalle und homöopathische Zubereitungen – werden jedoch auch als Arzneistoffe zur Behandlung von Krankheiten verwendet.

Alle genannten Stoffe gelten als harmlos, sind deshalb rezeptfrei und mit wenigen Ausnahmen (nicht handelsübliche Mittel) in der Apotheke oder im Kräuterladen erhältlich. Bei den wenigen Mitteln, die für die Wildsammlung in Frage kommen, müssen solide Kenntnisse der Pflanzen vorhanden sein.

Allgemein geistanregende Mittel verbessern nicht die Durchblutung des Gehirns, sind also auch keine Arzneimittel für organische Leiden. Diese Mittel verändern die Gehirnsubstanz nicht, sondern verbessern die Funktion der Nervensubstanz. Die Zusammenarbeit der einzelnen Gehirnzellen und der Teile des Gehirns wird anscheinend wesentlich erleichtert, was zu einem dauerhaften Fortschritt führt.

Wie auch sonst in der Naturheilkunde sind auch bei den Pflanzen, die dem Geist auf die Sprünge helfen, bestimmte Familien stark vertreten. Die Kenntnis der Arzneipflanzensystematik ist für unsere Zwecke besonders wichtig, weil durch die Zusammenstellung der Rezepte aus verschiedenen Pflanzenfamilien deren Wirkung erheblich verstärkt wird – man kann fast alle pflanzlichen Einzelmittel beliebig mischen.

Nach den Vorstellungen der traditionellen chinesischen Medizin sind fast alle genannten Pflanzen Arzneien für Leerezustände, besonders der Elemente Erde, Metall und Wasser.

Die Mittel, die die Psyche stärken und hiermit zur Persönlichkeitsentwicklung günstig beitragen, wirken anscheinend in der Tiefe des Geistes integrierend auf die Wahrnehmung, die Summe der persönlichen Erfahrungen und die hieraus gezogenen Schlüsse; das heißt die Person kommt dann mit sich selbst, der Umgebung und mit anstehenden Aufgaben besser zurecht. Das Buch enthält deshalb in den Rezepten relativ viele Mittel der Psyche und auch komplette Seelenrezepte.

Ursprünglich zum Durchstehen von körperlichen Extrembelastungen entwickelt, ergaben sich bald auch Adaptogene für Extremfälle psychischer und geistiger Belastung. Zunächst vermutet man keine Beziehung zwischen Qualität des Denkprozesses und Energiestatus, weil man gerne an die (nicht häufige) Altersweisheit denkt. Alter und Krankheit führen aber nicht automatisch zum besseren Verstehen; besonders das Verstehen komplizierter Zusammenhänge erfordert Gedankenkraft. Adaptogene helfen bei körperlicher Schwerstarbeit, Akkordleistungen, Klimaextremen, Belastung durch elektromagnetische Felder, Strahlung, Lärm, Extrembelastung durch liebe Mitmenschen, Nachtarbeit, Konfrontation mit Ausnahmesituationen usw. Mit anderen Worten: Jeder von uns sollte einige Adaptogene kennen und auch in seiner Hausapotheke vorrätig haben; er wird sie garantiert bald brauchen. Adaptogene Eigenschaften entdeckte man bei der Untersuchung der Taigawurzel (Eleutherococcus senticosus), die von vielen als „Superginseng" bezeichnet wird. Weitere Adaptogene sind beispielsweise: Ginseng, Efeu, Hafer, Kalmus, Centella, Tulsi, Alant, Enziangewächse. Adaptogene der Psyche sind unter anderem Hafer, Engelwurz, Betonie, Lärchenharz, Ehrenpreis, Eisenkraut. Auffällig ist, dass viele Adaptogene unter den Efeu- und Doldengewächsen zu finden sind.

Viele der genannten Geistmittel sind alltägliche Arzneien oder Gewürze und deshalb leicht zu beschaffen. Bei der Auswahl berücksichtigt man, falls möglich, individuelle Gesichtspunkte und macht ein maßgeschneidertes Rezept. Dieses erstellt man aus Art des Anliegens, Geburtshoroskop, Lebensgeschichte, Krankengeschichte. Man kann die Mittel in massiven Dosen (Tee, Tinktur, Pulver im Essen) verwenden oder auch in homöopathischer Zubereitung.

5.1 Einige in den Rezepten verwendete Einzelstoffe, ihre themenbezogenen Indikationen sowie ihre hermetischen Zuordnungen

Pflanzen

Engelwurz: Sonne/Jupiter/Neptun; Erde- Luftbeziehung
Wichtigstes weißmagisches Mittel zum Schutz gegen die Mächte der Finsternis. Schützt und unterstützt Geist und Seele.

Betonie: Venus/Merkur

„Betonica ist ein Polychrest" (= Vielnutzer, um 1700). Integriert Kopf/Herzdenken/Bauchdenken, ist also Anregung von Logik und Intuition und deren Verbindung. Bestes Mittel bei Selbstzweifeln: „Die anderen können und wissen vielmehr, das schaffe ich nie."

Eisenkraut: Mars/Jupiter/Venus

Wichtigstes charismatisches Mittel, nach Meinung der antiken Völker als Opfer allen Göttern angenehm. Der Nutzer des Eisenkrauts erscheint in unbestimmter Form sympathisch, außerdem ruhig, sicher und sachkundig – Typ „weiche Schale, harter Kern". Für persönliche Termine absolut unentbehrlich. Römische Diplomaten waren verpflichtet, bei Ausübung ihrer Tätigkeit Eisenkraut am Körper zu tragen (Verbenarius, lat. = Botschafter).

Beifuß: Sonne/Uranus/Mond, Erde-Luftbeziehung

Wie Engelwurz uraltes, schutzmagisches Mittel. Bei Geistproblemen durch gestörte Entwicklung im Hormonapparat. Für Beschleunigung des Denkvermögens und zur Steigerung der geistigen Beweglichkeit. Auch um sich auf die Hinterfüße stellen zu können.

Labkraut: Venus/Sonne/Uranus

Traditionell für zarte Frauen und Kinder zur Aurastärkung, sehr edles Mittel für die, die sich in dieser brutalen Welt nicht heimisch fühlen. Labkraut tut den Mächten der Finsternis sehr weh und bringt Licht in die Seele.

Nelkenwurz: Jupiter/Merkur

„Gegen Schlaganfall und die angezauberte Liebe" (Hildegard v. Bingen). Wir verwenden sie allgemein zur Nervenstärkung bei Zartbesaiteten und für die, die das Lockerwerden erlernen müssen, also Wirkung an der Schnittstelle von Geist und Seele.

Majoran: Merkur/Mond

Typisches, traditionelles Kopfmittel (Signatur), wenn die Entschlusskraft in entscheidenden Momenten durch Zweifel gelähmt ist, wobei keineswegs ein Mangel an Intelligenz und Beurteilungsfähigkeit vorliegt.

5.1 Einige in den Rezepten verwendete Einzelstoffe

Baldrian: Merkur/Mond
Nicht nur beruhigend (das bei klotzigen Dosen), sondern in passender Dosierung (ab D4), zur Förderung der Kommunikation (Halschakra) und richtiges Auftreten durch Selbstsicherheit. Gut für schnelles Denken. Leider ist die Blüte nicht im Handel, wir verwenden die Wurzel!

Gänseblümchen: Sonne/Mond/Venus
Ein einzigartiges Hilfsmittel für die, die für diese böse Welt zu lieb sind. Intergriert das Verhältnis von bewusst und unbewusst und auch Ich und Du. Die Bellis schützt zudem vor schädigenden Außeneinflüssen.

Vergissmeinnicht: Neptun/Saturn/Venus
Der Name zeigt die Zeitbeziehung der Pflanze; sie fördert das bessere Wahrnehmen und Verstehen eines zeitlich ablaufenden Prozesses, also den Blick in Vergangenheit und Zukunft. Imanuel Kant schreibt in seinem Buch „Prolegomena" dass es keine Kausalität gibt, also Ursache-Wirkung, sondern eine abstraktere Beziehung, die er „Finalität" nennt. Diesen Prozess besser zu verstehen, ist mit dem Vergissmeinnicht möglich. Alle Pflanzen, deren Blüten Komplementärfarben zeigen (beim Vergissmeinnicht Orange/Königsblau), verbessern das Verständnis für finale Beziehungen. Ein Hilfsmittel für „Geistschnüffler".

Wilde Karde: Erde/Saturn/Mars
Diese edle und schöne Pflanze ist ein erstklassiger Geistordner, um Struktur in ein Gedankenchaos zu bringen. Für alle Aufgaben, die die Erstellung eines Plans oder eines Netzwerks erfordern, Architektenarbeit, Logistik und dergleichen. Ähnlich verwenden kann man Flussspat und elementares Silizium. Gibt den Mumm zum Angehen komplexer Projekte.

Kalmus: Venus/Saturn/Merkur
Der Ayurveda verwendet den Kalmus als Reiniger von Leib und Geist sowie als hervorragendes Hirntonikum. Die Literatur gibt hierzu an: Wirkt günstig auf Intelligenz, Bewusstsein, Gedächtnis; nervenstärkend im weitesten Sinn; beruhigend; verjüngt das Gehirn. Dies ist ein Feuer- Wasser-Mittel zur Vereinigung des scheinbar Unvereinbaren. Ayurveda

sieht eine Beziehung zum Scheitelchakra, das für die Gedankentiefe und abstrakte Geistprobleme zuständig ist. Kalmus ist sozusagen ein Geriatrikum des Geistes. Wer Erfahrung mit seiner Verwendung hat, schätzt ihn sehr. Offensichtlich sind Staat und Behörden gegen den Kalmus, weil er uns zu intelligent macht? Er hat bei weißen Ratten angeblich Krebs erzeugt und muss deshalb bekämpft werden. Ob wir Menschen mit weißen Inzuchtratten für Krebsversuche zu vergleichen sind, bleibt anheim gestellt.

Einbeere: Venus/Saturn/Neptun

„Für die, welche durch Zauberei ihres Verstandes beraubt sind". Ein Mittel, um kopfige, weltfremde verstiegene Sonderlinge etwas vernünftiger zu machen (falls möglich). Die Einbeere fördert also den gesunden Menschenverstand und unterstützt, wenn einem ein scheinbar unlösbares Problem Kopfzerbrechen macht (die Einbeere ist tatsächlich ein besonders gutes Heilmittel für Kopfweh). Der Patient ist sensibel und hat ein hervorragendes Wahrnehmungsvermögen, kann aber die Interaktionen nur schlecht verwerten. Die Einbeere ist keine gefährliche Giftpflanze (sie ist fast ungiftig), sondern eine liebenswerte, menschenfreundliche Helferin in kniffligeren Situationen.

Taigawurzel: Neptun/Mars/Saturn

Der „Superginseng". Erleichtert eindeutig das Durchstehen von Extremsituationen aller Art. Verringert die Fehlerquote z.B bei Akkordarbeit, also auch für Seiltänzer des Geistes geeignet. Die Wirkstoffe des Eleutherokokkus haben wie die Wirkstoffe des Ginseng strukturelle Ähnlichkeit zu Sexualhormonen. Die Taigawurzel hat eine stärkere Wirkung auf die Psyche als Ginseng; sonst haben beide Pflanzen viel Ähnlichkeit.

Bürzeldorn: Venus/Erde/Jupiter

Power- und Durchhaltemittel für Leib, Seele und Geist bei besonderen Belastungen. Zum Durchstehen einer verfahrenen Situation vom Typ: „friss oder stirb". Die Erdstachelnuss wird von informierten Berufssportlern sehr geschätzt. Wichtiges Mittel des Ayurveda. Wenn jemand die fixe Idee hat, dass er es nie schaffen wird (Dumme glauben stets das

5.1 Einige in den Rezepten verwendete Einzelstoffe

Gegenteil). Bürzeldorn harmonisiert die Beziehung Ich-Du; bewusst-unbewusst; materiell-ideal und fördert somit die Reifung der Persönlichkeit.

Dost: Sonne/Jupiter

Traditionelles schutzmagisches Mittel. Tatsächlich stärkt es die Persönlichkeit und erleichtert das Auftreten in der Öffentlichkeit. Der Hellsichtige sieht beim Patienten, für den Dost in Frage kommt, Löcher in der Aura. Bestimmte Mitbürger können diese erkennen und ziehen den Betroffenen dann finanziell und sonstwie über den Tisch. Dost stärkt das Herzchakra, also die Seele, und gleichzeitig den Geist. Für Personen, die es lernen müssen, „nein" zu sagen.

Enzian, kreuzbl.: Uranus/Saturn

„Die Weiber treiben viel Abenteuer damit", steht in den alten Kräuterbüchern. Gemeint ist die Hexenkunst. Tatsächlich eignet sich der Modelger dazu, andere geistig zu beeinflussen, man könnte, grob gesprochen hierzu Gehirnwäsche sagen. Wenn Sie beim erstmaligen Sehen des kreuzblättrigen Enzians das Gefühl haben, wie von einem Keulenschlag getroffen zu sein, liegt eine besonder Gabe für Wahrnehmung und Handeln im hermetischen Bereich vor. Dies ist ein besonderes Geschenk, aber auch ein Fluch.

Tigerkraut: Erde/Mars

Der Wirkstoff dieser Pflanze, das Asiaticosid hat eine ähnliche Struktur wie die Wirkstoffe des Ginseng. Wie dieser ist der asiatische Wassernabel ein Universalheilmittel, hat aber eine noch stärkere geistanregende Wirkung. Das wohl wichtigste geistanregende Mittel des Ayurveda. Beruhigt den Geist und fördert das Konzentrationsvermögen und das Gedächtnis. Die Wirkung auf die Verbesserung des Wahrnehmungsvermögens nicht nur der Sinne, sondern auch z.B. zum Verstehen eines geschriebenen Textes ist verblüffend. Wassernabel fördert auch den gesunden Menschenverstand, wirkt also auch gegen geistige Abgehobenheit.

Damiana: Mond/Jupiter/Venus

Dieses Mittel nur für ein Aphrodisiakum zu halten (mexikanische Tradition: „Mittel für Machos") ist ein grundlegender Irrtum. Es ist überraschenderweise auch das Mittel der

Kapitel 5 Kleine Arzneimittellehre

Nächstenliebe. Nach Einnahme findet man die Welt in Ordnung und die Mitmenschen, Männlein wie Weiblein, gleichermaßen sympathisch. Wenn Sie beim Termin in einer Behörde den Bürokraten nett finden, den seit zwanzig Jahren niemand mehr gemocht hat, merkt er dies sofort und hilft Ihnen weiter. Pflichtmittel bei Vorstellungsterminen, mündlichen Prüfungen und Behördengängen, allgemein Angelegenheiten des Mars.

Patschuli: Erde/Saturn/Mond

Die Völker Mittelasiens parfümierten Objekte mit Patchouliöl, um sie verkäuflicher zu machen. Wir benützen es zu zwei anderen Zwecken: erstens um den Stirnlappen des Neuhirns anzuregen; dieser Hirnteil ist der Sitz des rationalen Denkens, des Verstands, und erzeugt viele Ideen (Erde – Luft – Beziehung). Patchouli ist der harmlose, rezeptfreie Ersatz für das verbotene Kokain. Zweites Anwendungsgebiet von Patchouli sind seelische Verkrampfungen, für die vielen, die in Berufstätigkeit und Privatleben mehr Lässigkeit und spielerischen Unernst dringend benötigen.

Günsel: Merkur/Uranus/Neptun

Ähnlich dem Ehrenpreis zu verwenden, wenn man besondere Gaben aktivieren will, ohne dass der Benützer in riskante Bereiche der Astralsphäre gerät. Der Ariadnefaden beim Vorstoß in die Tiefen des Geistes. Im Rezept mit einigen lichten, freundlichen Geistmitteln mischen. Harmonisiert die Verbindung zwischen Realwelt (Physik) und idealer Welt (Metaphysik).

Ehrenpreis: Neptun/Uranus/Merkur

„Heil aller Welt". Als Universalheilmittel steht der Ehrenpreis in alten Kräuterbüchern in höchstem Ansehen. Er bringt etwas Lichtes in Mischrezepte, man kann auch weiße Magie dazu sagen. Er schafft Klarheit, Ruhe und Ordnung. Mittel des gesunden Menschenverstands. Die Buddhisten benutzen den Ausdruck „innere Meeresstille". Ehrenpreis unterstützt besondere Gaben wie z.B. Medialität.

Haselwurz: Mars/Saturn/Neptun

Ein Mittel um sich in den Tiefen des Geistes zurechtzufinden. Für den Astromediziner, wenn man sich das große Un-

5.1 Einige in den Rezepten verwendete Einzelstoffe

glück, den Herrn der Prüfungen durch das Schicksal, nämlich Saturn geneigt machen will, Verbessert die Wahrnehmungsfähigkeit durch das Gehör, was bisweilen zum Hellhören (akkustische Eingebungen) führen kann.

Witwenblume: Venus/Mars/Uranus
Bestes Hilfsmittel bei Mobbing, also für den, der allein mit dem Rücken zur Wand steht, einer Schar von Angreifern gegenüber. Anulliert die Ausstrahlung der Aura, dass der Benützer ein geborenes Opfer ist. Zur Auraveränderung mischt man die Knautie mit charismatischen Mitteln wie Eisenkraut. Sehr gut kombinierbar auch mit metallischen Eisen und dessen Salzen.

Elemente

Magnesium Sonne
Regt den Geist kräftig an, bringt sozusagen Licht in die Birne. Stimmungsaufheller, reduziert Selbstzweifel und ist ein Geistreiniger gegen die Lähmung durch negative Gedanken (alle Salze, besonders aber Magnesium fluoratum). Ideenanreger: Magnesium phosphoricum eignet sich vor allem für Menschen, die sensibel, zartbesaitet sind und eine schwache Sonnenstellung im Geburtshoroskop vorweisen. Gewöhnlich sind diese nachts geboren.

Mangan Mars/Merkur/Uranus
Ausgezeichneter Förderer der geistigen Beweglichkeit und der Initiative, deshalb in vielen Rezepten verwendet.

Kobalt Mars
Eisenähnlich, wie Eisen zur Förderung der Initiative und Handlungsfähigkeit. Auch wenn es nötig ist, einen waghalsigen Entschluss zu fassen und zwar baldigst.

Eisen Mars
Das Metall der Entschlussfähigkeit und des Handelns, also der Willensbildung und deren Verwirklichung. Wenn der Geist und die Seele angefeuert werden sollen und zwar möglichst schnell. Eher für konkrete Probleme.

Zink Uranus
Das Metall der geistigen „Aufklärung", wenn man mit kniffligen Problemen konfrontiert wird und wieder möglichst

rasch mit einer unkonventionellen Lösung antworten muss. Durchhaltemittel bei nervlicher Extrembelastung. Besonders empfehlenswert: Zinkphosphat.

Antimon Erde

Das Element des gesunden Menschenverstands, das den Ausgleich zwischen abgehobenen Ideen und der Realität schafft. Fördert die gedankliche Ordnung und Strukturierung, um den richtigen Lösungsweg zu finden.

Arsen Mars/Erde

Gedankenreiniger und Seelenhärter. Ganz großes Angstmittel, fördert Kontakte im weitesten Sinn, zu Dingen sowie zu Personen. Intitiativemittel durch Angstreduktion. Salze des Arsens mit Metallen, z.B. Kupfer, sind oft durch Integrierung der Arsenwirkung ins Arzneimittelbild für die im Buch genannten Behandlungsziele ganz besonders zu empfehlen.

Calcium Saturn

hat Lotsenfunktion, um die Fahrrinne des Geistes zu finden. Zum Mithaltenkönnen bei fortwährender Kopfbelastung. Calcium ist Beschleuniger und Strukturierer des Denkprozesses.

Phosphor Sonne

Elementarer Phosphor unterstützt die Kontrolle über besondere Gaben wie Medialität; wichtiger ist die sonnenhafte Aufhellung der jeweiligen Metallwirkung in Verbindungen derselben mit Phosphor. Metallphosphate sind wirksamer und edler (lichter, harmonischer) in der Geistwirkung als die freien Metalle und ihre sonstigen Verbindungen. Beispiele: Silberphosphat (bewusst – unbewusst); Manganphosphat (im Geist schnell durchschalten).

Zinn Jupiter

Ein erstklassiger Geistordner bei konstruktiven Aufgaben. Auch bei schlagartigen Blockaden im Gedächtnisfluss, wenn die Seele dem Geist ein Bein stellt. Seelenstärker zum Besseren.

Kupfer Venus

Kupfer macht frei von Angst und vermittelt Selbstsicherheit, Gelassenheit, diplomatische Gaben und fördert Beliebtheit. Es hat überhaupt eine harmonisierende Wirkung auf Bezie-

5.1 Einige in den Rezepten verwendete Einzelstoffe

hungen aller Art zu Personen und Dingen. Die Verbindung der Wahl ist häufig Cuprum arsenicosum.

Vanadium
Merkur/Uranus
Beweglichmacher, ähnlich dem Mangan. Mangan und Vanadium sind „Katalysatoren des Geistes".

Silizium
Saturn/Jupiter
wichtigster Strukturbildner. Für Strategie, Taktik, Logistik usw. Bekanntlich das Material für Computerchips. Um chaotische Entwicklungen zu bändigen und nicht vorzeitig Leine zu ziehen.

Gold
Sonne
Stärkt das Gemüt und vermittelt Selbstachtung: „Ich liebe mich". Zum souveränen Auftreten, man wirkt majestätisch, glaubhaft und Vertrauen erweckend.

Silber
Mond
Typisches Mittel des Intellekts, aber mehr des Unbewussten, also der integrierenden Gehirnhälfte des Neuhirns. Hilft bei Erwartungsangst. Macht Gedächtnisinhalte zugänglich, die nicht ohne weiteres abrufbar sind. Für Hilfe aus dem Unbewussten. Interessantestes Salz: Argentum phosphoricum.

Mineralien

Rubellit
Mars/Saturn
Roter Turmalin, eisenhaltig (Farbe)
Mittel um das Gehirn einzuschalten. Morgenmuffel vor Prüfungen, Gerichtstermin etc. In unserer Praxis tausendfach bewährt. Ausdauermittel bei monatelangem Lernen (1 × tgl. morgens). Wenn es hart auf hart geht, 2 × tgl., aber höchstens 14 Tage lang und nicht abends nehmen. Geistschärfer wie Quarz und Fluorit.

Chrysolith/Olivin
Sonne/Mars/Saturn
Magnesiumeisensilikat
Die astrologische Zuordnung zeigt die Brisanz des Minerals. Wieder ein Mineral für Prüfungssituationen mit ihren juristischen Aspekten (Mars): Prüfungen im Examen, Gericht, um die Arbeitserlaubnis oder den Aufenthalt etc. Aber auch, um selbst zu prüfen: Motive und Aufrichtigkeit anderer beurteilen (persönliche Vorstellung, Verträge). Chrysolith

macht hell im Geist und verschafft seinem Nutzer eine charismatische Ausstrahlung. Chrysolith verbindet die Elemente Feuer (Intuition) und Erde (Intellekt).

Pallasit Mars/Sonne

Eisenmeteorit, in den Chrysolith/Olivin eingelagert ist. Wirkung wie Chrysolith mit verstärktem Marsaspekt. Da im Kosmos starker Strahlung ausgesetzt noch stärker Yang-geprägt. Wenn man im weitesten Sinn schlecht auf die Situation vorbereitet ist. Für Faultiere und Schlamper, falls Hilfe noch möglich ist.

Bergkristall/Quarz Saturn

Siliziumdioxid

Starker Anreger des Stirnlappens des Neuhirn. Mittel der kalten Logik, ebenso der eindimensionalen, formalen Logik. Zeigt Grenzen auf. Als kaltes Mittel Hilfe für den Intellekt und Angelegenheiten mit Bezug zum Element Erde. Als Mischungsbestandteil gerne in höheren Potenzen zusammen mit menschlicheren, angenehmeren Rezeptbestandteilen.

Fluorit/Flussspat Merkur/Mond/Uranus, je nach Farbe

Kalziumfluorid

Ausgezeichnetes Geistmittel mit komplexer Wirkung auf Stirn- und Parietallappen des Neuhirns. Harmonisiert deshalb Beziehungen zwischen Verstand und Gefühl, überhaupt allgemein harmonisierende Wirkung. Das Mittel des „Um die Ecken Denkens". Schafft Verbindungen zwischen den Funktionen der beiden Gehirnhälften. Regt den Riecher an und gleicht aus, wenn einseitiges Talent vorliegt, dessen praktische Nutzung dem Klienten schwerfällt. Im Präparat der Fa. Weleda ist Fluorit in allen vorkommenden Farben verarbeitet.

Smaragd: Venus/Neptun

Berylliumaluminiumsilikat

In unserer Praxis mehr als tausendmal bewährt. Das interessanteste charismatische Mittel. Wir haben es allen Klienten mit mündlichen Prüfungen, Rendezvous und Vorstellungsgesprächen verschrieben (zusammen mit Mars zugeordneten Mitteln). Bei „Brautschau" sind Letztere weniger angebracht.

5.1 Einige in den Rezepten verwendete Einzelstoffe

Vivianit	Mars/Merkur Eisen-II-phosphat Eisenmineral, aber von blauer Farbe. Stärkt Willen und gleichzeitig Nervenkraft (Eisen), vermittelt Ruhe und Selbstsicherheit (Yin). Für intelligente, aber nervöse Kinder sowie für alle „nicht Belastbaren", die der Personalchef gar nicht mag.
Türkis	Venus/Neptun natürliches Kupferphosphat Nicht als homöopathische Zubereitung im Handel. Durch Cuprum phosphoricum ersetzen. Verbindet die Geistanregung mit Verstärkung der praktischen Vernunft. Mittel der Durchdringung von Yang (Yang-Yin Symbol der TCM).
Amethyst	Saturn/Neptun Siliziumdioxid, das radioaktiver Strahlung ausgesetzt war Kann dazu beitragen, die Grenzen der Dimension Zeit zu überwinden und den Einblick in Vergangenheit und Zukunft zu ermöglichen. Zum Begreifen des Weltprozesses, also Philosophenmittel. Nicht ganz harmloses Mittel, kann schmerzliche karmische Erinnerungen auslösen.
Bernstein	Sonne/Saturn Succinum, Harz eines fossilen Nadelbaums Eines der interessantesten Angstmittel, bei Furcht der Beengung im weitesten Sinn, Klaustrophobie, Angst vor der Zukunft usw. Wäre auch für Dagobert Duck geeignet (Panzerknacker). Seit ältester Zeit als hervorragendes magisches Schutzmittel verwendet. Stimmungsaufheller, wenn Einsicht einem weniger erfreuliche Erkenntnisse offenbart, vor denen man bislang die Augen schloss.
rote Koralle	Mond/Mars Corallium rubrum, Kalziumcarbonat mit Eisen Zur Regulierung von Emotionen. Wenn das Verhältnis zwischen Abgabe geistiger Impulse (Charisma, Vermittlung verzwickter Sachverhalte) und Aufnahme geistiger Impulse (Wahrnehmung, Intuition) verbesserungsbedürftig ist. Rotes Marsmittel = stärkt Willen und Entschlusskraft, aber Meerestier = Mond, kühlend. Chaotische Ausbrüche werden somit vermieden. Mit der roten Koralle lässt sich die Bezie-

hung zwischen Geist und Seele harmonisieren, Feuer und Wasser verbinden.

Tiere

Stinktier
Venus/Saturn, etwas Mond/Uranus
Mephitis
Wenn der Klient sagt dass: „es ihm jetzt reicht" und er seine Arbeit an der Dissertation einige Wochen vor dem erfolgreichen Abschluss abbrechen will, 14 Tage vor dem Abitur nicht mehr hingehen will etc. Für Krisenintervention, wenn die Verbindung zwischen Intellekt und Psyche gestört ist.

Schlangen
Venus/Mars/Neptun
Alle Schlangengifte sind in homöopathischer Zubereitung Nervenmittel erster Güte. Zum Harmonisieren der Rezepte, stärken wir das, was der Volksmund „Rückgrat" nennt. Mittel der Gottkönige zur Ausübung der weisen Herrschaft.

Bibergeil
Mond/Saturn, etwas Jupiter
Castoreum
Klient arbeitet gern, ist aber damit geschlagen, dass ihm aller Anfang besonders schwer fällt. Unentbehrliches Mittel zum Anwerfen der Initiative, erleichtert auch das Durchhalten bei Realisierung langwieriger Projekte.

Tintenfisch
Mond/Merkur/Saturn
Sepia
Festiger im weitesten Sinne, kräftigt nicht nur das Bindegewebe, sondern auch die Psyche. Verhärtet aber nicht einfach, sondern macht zäh und gleichzeitig geschmeidig. Vermittelt Selbstsicherheit und das Gefühl, dass man es schaffen wird. Eines der Mittel des asiatischen Umzingelungsdenkens.

Ameise
Mars/Merkur/Saturn
Formica rufa
Das Tier ist geschäftig und unermüdlich, es bevorzugt für den Menschen geomantisch schwierige Zonen. Um Extremsituationen mit optimaler Aktivität durchzustehen.

Ambra
Venus/Jupiter/Mond
Darmsekret von krankem Pottwal
Die nervenstärkende Wirkung ist hervorragend. Dies bezieht sich nicht nur auf Klienten, die für diese böse Welt zu

zart besaitet sind, sondern verbessert die Aura des Nutzers in Richtung Charisma und Vertrauenswürdigkeit. Kein Mittel, um andere über den Tisch zu ziehen, sondern um sich Freunde zu schaffen.

Biene Sonne/Mars/Saturn
Apis mellifica
Die Biene ist fleißig und ausdauernd. An den Waben ist der ordnungsschaffende Aspekt aller Bienenprodukte erkennbar. Sie sind in einer geistfördernden Diät dringend zu empfehlen. Gegen Lähmung des Handelns durch negative Saturnkräfte.

5.2 Arzneimittel

Die Zahl der Fertigarzneimittel zur Aktivierung des Geistes ist überraschend klein; die Firmen haben dieses interessante (und sicher lukrative) Arbeitsgebiet offensichtlich noch nicht oder zu spät erkannt – es ist in Deutschland inzwischen unmöglich, neue naturheilkundliche Fertigarzneimittel anzumelden. Die Gefahr, dass dies demnächst in der ganzen EU so sein wird, ist sehr groß. Wir sind deshalb gezwungen, eigene Rezepte zu erstellen. Solange uns die pflanzlichen und homöopathischen Einzelmittel geliefert werden, ist dies möglich. Werden auch diese (harmlosen und wirksamen) Mittel aus dem Verkehr gezogen, sind wir hilflos.

5.2.1 Individuelle Mischrezepte

Kräutermischungen für Tees

Die nötigen Kräuter sind in einem gut sortierten Kräuterladen verfügbar, doch darf dieser in Deutschland nicht mischen. Im Kräuterladen ist die Ware wegen des guten Umsatzes meist frisch. Der Preis ist relativ günstig. Allerdings ist das Sortiment begrenzt und nicht so sorgfältig analytisch kontrolliert wie Apothekenware.

Einige außerordentlich wirksame Heilpflanzen führen die Kräuterläden mit kleinem Sortiment nicht, z.B. Patschulikraut, Tigerkraut (Centella) und Damiana. Diese Mittel beschafft Ihnen die Apotheke. Eines der wichtigsten Mittel des

Ayurveda zur Anregung des Geistes, Tulsi (Ocimum sanctum, eine Basilikumart), ist derzeit in Deutschland noch sehr schwer zu bekommen. Diese Pflanze ist deshalb in den Rezepten nicht verwendet.

Apotheken bieten eine sehr große Zahl lieferbarer Heilpflanzen. Viele Pflanzen sind auch als Tinkturen erhältlich. Ein erheblicher Teil der Pflanzen entspricht den Qualitätsanforderungen des Deutschen oder Europäischen Arzneibuchs oder ist vom Zentrallabor der deutschen Apotheker auf Qualität geprüft. Nachteile: der Preis ist oft hoch, die Ware ist teilweise zu lange gelagert.

Kleinmengen seltenerer pflanzlicher Arzneimittel sind manchmal nicht ohne Weiteres erhältlich. Seltene Heilpflanzen sind im Großhandel teilweise nur in größeren Mengen erhältlich. Bestellen Sie einige Gramm einer ausgefallenen Heilpflanze, so darf der Apotheker den Preis der Minimalmenge berechnen, die er auftreiben konnte. Erkundigen Sie sich also nach den Lieferbedingungen.

Zur Beschaffung der Arzneimittel und Herstellung der Rezepte brauchen Sie in jedem Fall einen an Naturheilkunde und seinem Beruf interessierten Apotheker, der ist nicht immer leicht zu finden. Es ist nicht möglich, ausschließlich aus leicht erhältlichen Materialien wirksame Rezepte zusammenzustellen. Der qualifizierte Apotheker muss über Liefermöglichkeiten Bescheid wissen und bereit und fähig sein, Arzneimittel zuzubereiten, beispielsweise aus Kräutern Tinkturen herzustellen. Vom guten Apotheker können auch wir Therapeuten hochinteressante Hinweise zu Arzneimitteln bekommen.

Die Herstellung eigener Rezepte ist unbedingt notwendig. Eine ganze Reihe interessanter Stoffe ist nicht im Handel, beispielsweise Hexenkraut, Natternkopf, homöopathische Zubereitungen aus farbigen Fluorit, grünem Turmalin, Lapis Lazuli, Aquamarin. Die magische Metalllegierung Elektrum (Mischung von Gold und Silber im Gewichtsverhältnis 1:4) fehlt ebenfalls.

Die Apotheke an der Ecke steht oft den Rezepten hilflos gegenüber. Ist es dem Leser gelungen, einen naturheilkundlich engagierten Apotheker zu finden, so gratulieren die Autoren ihm hierzu. Für den Münchner Raum möchten wir einige interessierte Apotheken nennen: Agricola Apotheke München, Eversbusch Apotheke München, Klösterl Apotheke München, Mendelsche Apotheke München, Linden Apotheke Pfaffenhofen, Savoy Apotheke München, Viktoria Apotheke München.

Homöopthische Komplexmittel

Gemischte Fertigarzneimittel für die im Buch erwähnten Probleme gibt es wie bereits gesagt nur ganz wenige, weswegen fast alle Rezepte eigens hergestellt werden müssen. Hierzu gibt es drei Möglichkeiten:

1. Sie kaufen die homöopathischen Einzelmittel in der Apotheke und mischen sie selbst.
2. Der Apotheker beschafft die einzelnen Mittel und bereitet die Mischung zu. Die kleinsten Mengen homöopathischer Einzelmittel, die derzeit in Deutschland im Handel sind, sind 20 g oder 20 ml. Besteht eine Mischung aus zehn Bestandteilen, so haben Sie eine viel zu große Menge Arznei zu einem hohen Preis.
3. Einige Homöopathiefirmen liefern auf Rezept Mischungen an die Apotheke auch in kleineren Mengen.

Wir ließen unsere Mischrezepte zu unserer größten Zufriedenheit ein Vierteljahrhundert bei der Firma Staufen-Pharma in Göppingen herstellen; diese wurde aber vor einigen Jahren durch die neue Gesetzeslage nahezu ruiniert, weil sie fünfhundert Einzelmittel und einen Teil der Potenzen vieler anderer Mittel aus dem Programm nehmen musste. Derzeit kann man Mischrezepte in der europäischen Union legal bei Spagyra in Grödig bei Salzburg, also in Österreich, bestellen. Es ist auch möglich, diese als Privatperson direkt dort zu bestellen. Meist ist es jedoch ratsam, über einen Apotheker zu ordern, derzeit ist dies auch billiger (gewöhnlich hat der Apotheker die Adresse dieser Firma nicht). Spagyra liefert Mischungen aus 10 ml, 5 ml Einzelbestandteil, wobei eine Mischung aus 10 × 5 ml nicht wesentlich billiger ist als 10 × 10 ml. In unseren Rezepten sind österreichische Namen für Homöopathika verwendet, die teilweise nicht identisch mit den deutschen Namen sind.

Sollen homöopathische Mischrezepte alkoholfrei sein, kann man einfach die Einzelmittel als Milchzuckertabletten in einer Reibschale verreiben oder vom Apotheker die Tinkturmischung mit Milchzucker verreiben und trocknen lassen. Die meisten Substanzen sind auch als Globuli erhältlich.

5.2.2 Bezugsquellen

Wala Heilmittel GmbH
D-73085 Bad Boll/Eckwälden
Tel.: 07164930-0
Fax: 07164/990-296
Internet: www.wala.de
E-Mail: info@wala.de

Weleda AG Heilmittelbetriebe
Möhlerstr. 8
D-73525 Schwäbisch Gmünd
Tel.: 07171/919109
Fax: 07171/919200
Internet: www.weleda.de
E-Mail: Kundenservice@weleda.de

Soluna Heilmittel GmbH
Arthur Proeller Str. 9
D-86609 Donauwörth
Tel.: 0906/70606-0
Fax: 0906/70606-78
E-Mail: info@soluna.de

Staufen-Pharma GmbH & Co. KG
Bahnhofstr. 35
D-73033 Göppingen
Tel.: 07161/676231
Fax: 07161/676298
Internet: www.staufen-pharma.de
E-Mail: info@staufen-pharma.de

Spagyra
Marktplatz 5a
A-5082 Grödig
Tel.: 0043/6246/72370
Fax: 0043/6246/73165
E-Mail: office@spagyra.at

Horvi-EnzyMed Holland B.V.
NL-3170 AA Poortugaal
Tel.: 0 88 56 / 12 54
Fax: 0 88 56 / 83 338
Internet: http://www.horvi-enzymed.com
E-Mail: maria.lambert@horvi-enzymed.com

PEKANA Naturheilmittel GmbH
Raiffeisenstrasse 15
D-88353 Kisslegg
Tel.: 0049 7563 91160
Fax: 0049 7563 2862
Internet: www.pekana.de
E-Mail: info@pekana.com

5.3 Der Umgang mit den Mitteln

Sensible Kinder sind naturgemäß sehr empfindlich. Manchmal nehmen Kinder Bitteres freiwillig, doch ist dies nicht die Regel. Wir ersetzen den betreffenden Stoff durch homöopathische Zubereitung D3 (die Verdünnung auf ein Tausendstel, reicht in der Wirkung gewöhnlich aus). Ist dies auch nicht möglich, verwenden wir D6.
Für Kinder verwenden wir Homöopathika als Tabletten, Verreibungen (Milchzucker) oder Globuli anstelle alkoholhaltiger Arzneien. Die Zubereitungen von Weleda enthalten wenig Alkohol, die von Wala sind Zuckerglobuli.

5.4 Illegale geistanregende Mittel

Absinth, Destillat aus Wermut mit hohem Thujongehalt

Um die Jahrhundertwende war Absinth das Modegetränk der französischen Schriftsteller. Wirkstoff ist neben dem hohen Alkoholgehalt das schwere Nervengift Thujon. Dieses regt in höheren Dosen den Geist stark an, führt aber zu einer haarsträubenden Beschleunigung des Alterungsprozesses des Nervengewebes. Bei Sektionen früh verstorbener Benutzer erwies sich das Nervengewebe Dreißigjähriger als identisch mit dem uralter Greise. Vom Gebrauch wird dringend abgeraten. Harmlos sind Wermutwein, Pernod etc. und Zubereitungen aus Salbei (enthalten sehr wenig Thujon). In der Tschechoslowakei sowie in Spanien und Portugal war der Absinth nicht verboten. Dies führte aufgrund einer EU-Richtlinie zur Aufhebung des Absinth-Verbots in der Europäischen Union. In den meisten EU-Ländern und in der Schweiz ist ein reglementierter Thujon-Anteil erlaubt, der je nach Alkoholgehalt bei bis zu 35 mg/kg liegen kann.

Kokain

Kokain steht im BTM, in schicken Kreisen ist es bekanntlich recht verbreitet. Es ist stark suchterzeugend und schädigt die Persönlichkeit wie alle weißen Gifte. Vom Gebrauch ist dringend abzuraten. Es gibt genügend harmlose geistanregende Mittel. Sehr ähnliche Wirkung auf das Stirnhirn hat Patchouli und zwar weniger das Öl, als der Tee oder die Tinktur aus der Pflanze. Es wirkt auflockernd, fördert Beredsamkeit und sicheres Auftreten. Kokain verbessert die Sauerstoffbilanz und ist homöopathisch erhältlich.
Ähnlich wirkende Mittel: Vinca, Arsen, Mandragora, Patchouli, Galbanum.

Haschisch

homöopathisch erhältlich als Cannabis sativa.
Ähnlich wirkende Mittel: Narde, Muskatellersalbei, Damiana.

Opium

homöopathisch erhältlich
Ähnlich wirkende Mittel: Alle lockernden Mittel
Hoffentlich führt die Behördenparanoia nicht dazu, dass diese Stoffe verboten werden. Der Ersatz gesellschaftlich geächteter psychomimetischer Drogen durch ähnlich wirkende, harmlose und rezeptfreie Stoffe ist also noch möglich.

Schlusswort

Nicht immer ist es nötig, die Hilfsmittel des Geistes innerlich einzunehmen. Auch die Beschäftigung mit Malerei, Mediation, Fotografie oder einfach das Betrachten der Geisthelfer können dem Geist auf die Sprünge helfen.

Wer nun unter Euch Lesern trotz konzentrierter Aufnahme aller Zeilen immer noch nicht weiß, für wen oder was dieses Buch hilft, wenn die „Unter-dem-Kopfkissen-Aufenthalte" auch nichts gebracht haben, oder wer meint, er müsse all die vielen Rezepte alle auf einmal nehmen kann sich mit folgendem Rezept helfen:

102. Das Buchriecher-Tränklein

Jasminblüten
Lavendelblüten
Pomeranzenblüten
Rosenblüten
Rotkleeblüten
Schlüsselblumenblüten
Tigerkraut

Mischung zu gleichen Teilen.
3 Tassen des Tees über den Tag verteilt, kurmäßig mindestens 2, in schweren Fällen 6 Wochen lang trinken und dann das Buch erneut lesen.

Rezeptverzeichnis

1. Rezept für vollen Einsatz beider Gehirnhälften 16
2. Rezept des sinnvollen Handelns (Wasser-Erde-Mittel) 26
3. Rezept zur Stärkung des Einfühlungsvermögens (Luft-Wasser-Rezept) 27
4. Rezept für den gesunden Menschenverstand (Feuer-Erde-Mittel) 29
5. Rezept der Handlungsfähigkeit (Luft-Feuer-Mittel) 30
6. Tränklein der geistigen Disziplin (Erde-Luft-Mittel) für den vagabundierenden Geist 31
7. Tränklein des schöpferischen Handelns (Feuer-Wasser-Mittel) 33
8. Rezept der praktischen Vernunft 36
9. Rezept für „um die Ecken denken" 39
10. Mittel, um die ausgetretenen Pfade des Denkens zu verlassen („Philosophenmittel"). 42
11. Das Rezept der Geistestiefe 43
12. Der Instinktschärfer – oder wie man das Bauchdenken anleiern kann 47
13. Rezept zur Förderung des Blicks in die Zukunft 49
14. Die Warnung durch den Instinkt 51
15. Rezept zur Anregung der Indigogabe 53
16. Der Trank der Freude 54
17. Rezept zur Förderung der radiästhetischen Gabe 55
18. Tränklein des Gut-Drauf-Seins 56
19. Das Rezept der Intitiative 58
20. Grundtränklein zur allgemeinen Anregung des Geistes, das „geistige Trampolin" 59
21. Erweitertes Tränklein zur allgemeinen Anregung des Geistes 60
23. Mittel für den lustvollen Start 61
22. Aufwachen und Durchhalten 61
24. Tee der Selbstüberwindung 62
25. Das Rezept der Selbstsicherheit 62
26. Geistordnerrezept zur Kanalisation der Ideenströme 65
27. Durchblickmittel zum Verstehen eines anspruchsvollen Textes 67
28. Das Reinschaufelrezept 68
29. Elefantentee des Erinnerns 69
30. Der Geistkneter 70
31. Das Rezept des Vergessens 70

Rezeptverzeichnis

32. „Mir reicht's"-Rezept	71
33. Tränklein des körperlichen Durchhaltens	72
34. Rezept zum seelischen Durchhalten	73
35. Tränklein des Durchhaltens im Geiste	74
36. Rezept zum Durchhalten im Geiste	75
37. Rezept der totalen Entspannung	76
39. Tränklein der nächtlichen Erholung	77
38. Das Tränklein der totalen Entspannung	77
40. Homöopathisches Mittel der Nachtruhe	77
41. „Den Seinen gibts der Herr im Schlaf"	78
42. Lehrer-Schüler-Tee	81
43. Rezept bei Verhaltensauffälligkeit	82
44. Der Ritalinersatz	84
45. Interessenwecker	85
46. Tränklein der Namen und der Sprache	86
47. Rezept der Namen und der Sprache	87
48. Rezept bei Rechenschwäche	88
49. Unterstützender Tee bei Legasthenie	89
50. Hilfe bei Legasthenie	90
51. Rezept zur Verbesserung der Konzentration	90
52. Rezept gegen den Kopfdruck bei geistigem Arbeiten	91
54. Der Entscheidungshelfer	93
55. Das Anti-Fossilienrezept	94
56. Rezept der Selbstfindung	95
57. Das „Zielwasser"	96
58. Rezept zum richtigen Handeln	97
59. Die „Massagebürste des Geistes"	98
60. Tränklein gegen den tierischen Ernst	100
62. Ergänzungsmittel für besonders zart Besaitete	101
61. Rezept der „Entängstigung"	101
64. Ergänzungsmittel bei krassen Fällen von Lampenfieber	102
63. Hilfe bei Lampenfieber	102
65. Pallasit trit D6 (Weleda)	102
66. Hilfe bei der Multiple Choice Prüfung	103
67. Rezept für die mündliche Prüfung	105
68. Charismatisches Tränklein für richtiges Auftreten	107

Rezeptverzeichnis

69. Rezept zur Verbesserung der Ausstrahlung	108
70. „Der Aurakitt"	109
71. Rezept der Selbstsicherheit	110
72. Rezept für sofortiges Umschalten	111
73. Rezept für das Vorstellungsgespräch	112
74. Mittel für den Behördengang:	113
75. Rezept des juristischen Durchblicks	114
76. Rezept für die Stimme	115
77. Rezept der Beredsamkeit	116
78. Rezept der vielen Worte – das „Bla-Bla-Rezept"	117
79. Rezept der Kommunikation	118
80. Tee der zehntausend Ausreden	118
81. Das Small-Talk Rezept	119
82. Der Schöpfergeist	120
83. Trank der Kreativität	123
84. Rezept der Geistesblitze	124
85. Die Ideenschleuder	125
86. Rezept zur Unterstützung der eidetischen Gabe	128
88. Rezept des Planens	129
87. Rezept der gezielten Schritte	129
89. Ich-Du-Rezept	131
90. Das Kriseninterventionsrezept	132
91. Rezept gegen den schwermütigen Geist	133
92. Anti-Mobbing-Mittel	134
93. Schlauheitsrezept	135
95. Rezept der Menschenkenntnis	136
94. Rezept zur Förderung der Weltweisheit	136
97. Rezept der Termineinhaltung	138
96. Anti-Stresstee	138
98. Geistaktivatoren im Alter	141
99. Das Tränklein der Selbstachtung	142
100. Professorentee	154
101. Traditionsrezept gegen das blöde Haupt	155
102. Das Buchriecher-Tränklein	175

Neuerscheinungen

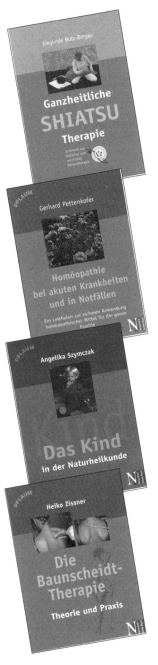

Sieglinde Butz-Bergau
Ganzheitliche Shiatsu-Therapie
Synthese aus östlicher und westlicher Körpertherapie –
das umfassende Lehrbuch mit ausführlicher Praxisanleitung
446 S. mit 681 Abb., kart., ISBN 3-7905-0929-9
Das Buch beschreibt die philosophischen Hintergründe und
Denkweisen der Traditionellen Chinesischen Medizin, auf der auch
Shiatsu beruht und zeigt ausführlich die Behandllung der einzelnen Meridianverläufe mit den entsprechenden Grifftechniken. Eine Fülle von Fotos macht das Buch für Shiatsu-Anfänger und -„Profis" zum wertvollen Begleiter.

Gerhard Pettekofer
Homöopathie bei akuten Krankheiten und in Notfällen
Ein Leitfaden zur sicheren Anwendung homöopathischer Mittel
für die ganze Familie
248 S. mit 31 Abb., kart., ISBN 3-7905-0951-1
Mit Hilfe dieses Buches können Therapeuten und Laien in akuten Fällen mit Homöopathie sicher und erfolgreich erste Hilfe leisten. Auf eine Einführung in die Wirkprinzipien der modern betrachteten klassischen Homöopathie folgen einfach zu benutzende Repertorien zu den wichtigsten akuten Erkrankungen.

Angelika Szymczak
Das Kind in der Naturheilkunde
178 S. mit 48 Abb., kart., ISBN 3-7905-0946-9
Krankheiten äußern sich bei Kindern anders und nehmen auch oft einen anderen Verlauf. Der Therapeut braucht bei der Behandlung also nicht nur viel Einfühlungsvermögen, sondern auch spezielle Kenntnisse und viel Erfahrung. Dieses Buch hilft ihm dabei, die Schwere einer Erkrankung richtig einzuschätzen und die besten Behandlungsmöglichkeiten aus dem naturheilkundlichen Spektrum auswählen zu können. Aus ihrer langjährigen Erfahrung gibt die Autorin auch zahlreiche Tipps für den richtigen Umgang mit Kindern in der Praxis.

Heiko Zissner
Die Baunscheidt-Therapie
Theorie und Praxis
88 S., 136 zum Teil farbige Abb., kart., ISBN 3-7905-0950-7
Das Buch gibt dem Behandler eine Einführung in die Therapie, vor allem aber kurze und informative Therapieanleitungen zu einer Vielzahl von Krankheitsbildern aus der Orthopädie, der Inneren Medizin und der Neurologie. Zahlreiche Fallbeispiele zeigen den Erfolg der „Akupuntur des Westens".

Richard Pflaum Verlag GmbH & Co. KG
Lazarettstr. 4, 80636 München
Tel. 089/12607-0, Fax 089/12607-333
http://www.pflaum.de/, email: kundenservice@pflaum.de

Naturheilkunde im Pflaum Verlag

Peter Cornelius
Nosoden und Begleittherapie
Hinweise für Praxis und
Forschung aus der Erfahrung mit
dem Medikamententest
4. Aufl., 327 S. mit Abb., kart.,
ISBN 3-7905-0930-2

Ralf Dornieden
Wege zum Körperbewusstsein
Handbuch der Körper- und
Entspannungstherapien
384 S. mit 150 Abb., kart.,
ISBN 3-7905-0857-8

Laurie S. Hartman
Lehrbuch der Osteopathie
384 S. mit 467 Fotos, geb.,
ISBN 3-7905-0753-9

Josef Karl
**Neue Therapiekonzepte für die
Praxis der Naturheilkunde**
Ein Wegweiser durch Erkrankung
und Heilung aus ganzheitlicher
Sicht
432 S. mit 128 Abb., kart.,
ISBN 3-7905-0685-0

Peter Kaufhold
Phytomagister
Modernes und traditionelles
Wissen der Pflanzenheilkunde
896 S., 61 Farbabb., geb.,
ISBN 3-7905-0883-7

Manfred D. Kuno
Krebs in der Naturheilkunde
2. Aufl., 696 S. mit zahlr. Abb.
ISBN 3-7905-0867-5

Karl F. Liebau
**Handbuch für die
Naturheilkunde**
3. Aufl., 233 S. mit 60 Abb.,
kart.,
ISBN 3-7905-0898-7

Günther Lindemann
Augendiagnostik Lehrbuch
Befunderhebung aus dem Auge
4. Aufl., 207 S. mit 176 Abb. und
30 farbigen Irisbildern, geb.,
ISBN 3-7905-0744-4

Gerhard Pettenkofer
**Die Homöopathie der
Selbstorganisation**
Begründung einer empirisch-
wissenschaftlichen Homöopathie-
forschung
276 S. mit 21 Abb., kart.,
ISBN 3-7905-0916-7

Martina Räke
**Schüßler-Salze –
Spuren im Gesicht**
Antlitzanalyse und Therapie mit
biochemischen Salzen nach Dr.
Schüßler
288 S., 130 Farbabb., kart.,
ISBN 3-7905-0907-8

Martina Räke
**Fibromyalgie erfolgreich
behandeln**
Mit TCM und Naturheilkunde
320 S. mit 30 Abb., kart.,
ISBN 3-7905-0890-X

Andrea Mercedes Riegel
Diabetes und TCM
Die Traditionelle Chinesische
Medizin als adjuvante Therapie
bei Diabetes mellitus
288 S. mit 28 Abb., kart.,
ISBN 3-7905-0918-3

Gerhard Risch
Homöopathik
Die Heilmethode Hahnemanns
3. Aufl., 352 S., kart.,
ISBN 3-7905-0787-3

Andrea Maria Sahler
**Homöopathische
Komplexmittel**
Ihre historische Entwicklung,
ihre Begründer und ihre gegen-
wärtige Bedeutung
192 S. mit 20 Abb., kart.
ISBN 3-7905-0893-4

Petra Sauer
Moderne Homöopathie
Arzneimittelbeziehungen
komplett
154 S., kart.,
ISBN 3-7905-0846-2

Hans-Jörg Ebell/
Hellmuth Schuckall
**Warum therapeutische
Hypnose?**
Aus der Praxis von Ärzten und
Therapeuten
518 S., kart.,
ISBN 3-7905-0917-5

Rudolf Theelen/Nicole Wetzler
Nuad Thai
Grundlagen und Praxis der
Traditionellen Thai-Massage
272 S., über 300 Abb., kart.,
ISBN 3-7905-0895-0

Werner Vogt
**Das Auge als Spiegel der
Gesundheit**
Ein fundiertes Kompendium für
die Anwendung der Augen-
diagnose
448 S. mit103 Abb., geb.
ISBN 3-7905-0878-0

*Bitte fordern Sie unser
Gesamtverzeichnis an!*

Richard Pflaum Verlag GmbH & Co. KG
Lazarettstr. 4, 80636 München
Tel. 089/12607-0, Fax 089/12607-333
http://www.pflaum.de/, email: kundenservice@pflaum.de

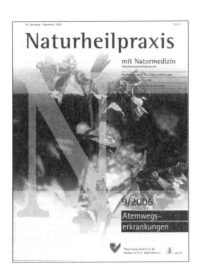

Die Fachzeitschrift

Bitte fordern Sie ein kostenloses Probeheft an!

Naturheilpraxis mit Naturmedizin

Naturheilpraxis mit Naturmedizin, die unabhängige und überverbandliche Fachzeitschrift, informiert seit fast 60 Jahren praxisnah, umfassend und kritisch über alle Bereiche der traditionellen Naturheilkunde und ihre neueren Entwicklungen. Regelmäßig erscheinen Kolumnen, wie „Blätter für klassische Homöopathie", „Krebsforum", „Methodik und Grenzen der Augendiagnostik", „Pflanzensteckbrief", „Industrie & Forschung", „Arzneimittel aktuell".

Die ständige Beilage „Politik" informiert kritisch über Gesundheits-, Arzneimittel-, Berufstands- und Verbandspolitik.

Fortbildungsveranstaltungen und -seminare von Verbänden und anderen Veranstaltern verzeichnet der umfangreiche Veranstaltungskalender.

Naturheilpraxis mit Naturmedizin gehört unter den Fachzeitschriften für Heilpraktiker zu den Marktführern und wendet sich nicht nur an diese Berufsgruppe, sondern auch an naturheilkundlich engagierte Ärzte und Apotheker.

Richard Pflaum Verlag GmbH & Co. KG
Lazarettstr. 4, 80636 München
Tel. 089/12607-0, Fax 089/12607-333
http://www.pflaum.de/, email: kundenservice@pflaum.de